FRUKTOSE-, LAKTOSE- & HISTAMIN-
INTOLERANZ

ERSTE HILFE NACH DER DIAGNOSE

Berenkamp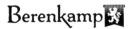

Alle Rechte vorbehalten
1. Auflage © 2013
5. Auflage © 2017
Berenkamp Buch- und Kunstverlag
Wattens–Wien
www.berenkamp-verlag.at
ISBN 978-3-85093-336-0

5., völlig überarbeitete und erweiterte Auflage

Bibliographische Information der Deutschen Bibliothek
Die Deutsche Bibliothek verzeichnet diese Publikation in der
Deutschen Nationalbibliographie; detaillierte bibliographische
Daten sind im Internet über http://dnb.ddb.de abrufbar
Aus Gründen der besseren Lesbarkeit umfassen alle personenbezogenen Bezeichnungen
sowohl die weibliche als auch die männliche Form.

MICHAEL ZECHMANN

GENNY MASTERMAN

FRUKTOSE-, LAKTOSE- & HISTAMIN-
INTOLERANZ

ERSTE HILFE NACH DER DIAGNOSE
SO MEISTERN SIE DIE KARENZPHASE

Ein Ratgeber und Kochbuch
mit über 90 gut verträglichen Rezepten

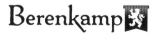

Inhaltsverzeichnis

Vorwort zur 5. Auflage

Als wir an der ersten Ausgabe dieses Buches arbeiteten, hätten wir uns nie träumen lassen, dass wir fünf Jahre später schon die fünfte, völlig neu bearbeitete, aktualisierte und erweiterte Ausgabe herausbringen dürfen.

In diesen Jahren ist viel passiert. Unser Internetportal, das nmi-Portal (www.nahrungsmittel-intoleranz.com), entwickelte sich enorm weiter, unsere Projekte wurden vielfältiger – wir konnten Apps, Bücher und andere Webprojekte veröffentlichen –, und auch die Forschung brachte neue Erkenntnisse. Nahrungsmittel-Intoleranzen sind endgültig in der Öffentlichkeit angekommen. Auch das Geschäft mit Intoleranzen wurde größer, und neben seriösen Angeboten finden sich zunehmend auch unseriöse Geschäftsmodelle – vor allem im Netz. Die EU verpasste uns eine „Allergenverordnung", und mit ihr durften wir emotional geführte Diskussionen in den Medien und sozialen Netzwerken miterleben. Die Bedeutung der sozialen Netzwerke bezüglich Ernährung stieg enorm, das Internet wurde zur Informationsquelle Nr. 1 für Intoleranzen und Allergien.

Daher war wichtig, dieses Buch zu aktualisieren und auszubauen. Wir haben auch andere Intoleranzen verstärkt einbezogen, haben den Rezeptteil deutlich vergrößert, die Tabellen erweitert und neuen Forschungserkenntnissen angepasst. Wir haben versucht, auf aktuelle Fragen von Betroffenen einzugehen und dieses Buch somit noch besser und hilfreicher zu machen. Vor allem durch die sozialen Medien haben wir in den letzten Jahren gemerkt, dass der berühmte Satz nach Paracelsus „Die Dosis macht das Gift!" wichtiger ist denn je. Viel Desinformation, strikte und oft nicht nachvollziehbare Ernährungsverbote, selbst ernannte Experten ohne jegliches Wissen in Ernährungswissenschaften und leider auch viele Glaubens-Missionare tummeln sich mittlerweile im Netz und machen es Betroffenen nicht leicht, gesund zu werden und sich ausgewogen zu ernähren.

Wenn Sie sich mit Ihren Intoleranzen beschäftigen, denken Sie nicht nur an den Satz des Paracelsus, sondern auch daran,

Paracelsus, 16. Jh.

„Alle Dinge sind Gift, und nichts ist ohne Gift; allein die dosis [sic!] machts, daß ein Ding kein Gift sei. Zum Exempel: eine jegliche Speise und ein jeglich Getränk, wenn es über seine dosis [sic!] eingenommen wird, so ist es Gift;"

den gesunden Hausverstand einzusetzen. Dann kann eigentlich nichts mehr schiefgehen!

Michael Zechmann
November 2016

Vorwort zur 1. Auflage

Gesundes Essen wie Gemüse, Obst, Honig oder Fruchtsäfte bereitet Ihnen Probleme? Wenn Sie die Diagnose Fruktoseintoleranz oder Fruktosemalabsorption bekommen haben, dann ist dafür Fruchtzucker verantwortlich. Er wird im Darm nicht richtig aufgenommen und gelangt in weiteren Darmabschnitten an Bakterien, die diesen Zucker verarbeiten. Dabei entstehen Gase, Übelkeit und oft auch Durchfall. Mir ging es auch so. Nach langen Jahren von Fehldiagnosen, die von Gastritis bis hin zu psychischen Störungen reichten, wurden bei mir Fruktoseintoleranz und Laktoseintoleranz festgestellt. Das war vor fast zehn Jahren. Damals gab es noch (fast) keine öffentlich zugänglichen Informationen zu diesem Thema. Da ich Biologe bin und an der Universität Zugang zu wissenschaftlicher Literatur hatte, begann ich zu recherchieren. Nach über einem Jahr intensiver Auseinandersetzung mit dem Thema beschloss ich, mein Wissen weiterzugeben – und gründete das Portal für Nahrungsmittel-Intoleranz (nmi-Portal). Diese Webseite ist mittlerweile eine Anlaufstelle für zehntausende Betroffene. Im Zuge meiner Arbeit am nmi-Portal habe ich die Journalistin, Autorin und ebenfalls Betroffene Genny Masterman kennengelernt.

Zusammen haben wir mittlerweile einige Projekte im Bereich der Nahrungsmittel-Intoleranzen erarbeitet. Wir wissen beide, wie es sich anfühlt, wenn man die Diagnose bekommt und dann ganz allein dasteht – ohne Halt, ohne Information und meistens auch ohne weitere Hilfe durch den Arzt. Nur allzu oft ist dann „Dr. Google" die erste Anlaufstelle; doch durch die Fülle an Webseiten, die es mittlerweile gibt, steht einem der Kopf bald irgendwo. Auch ist es oft nicht leicht, qualitativ minderwertige von qualitativ hochwertigen Webseiten zu unterscheiden. Gerade im medizinischen Bereich ist das jedoch immens wichtig – immerhin geht es um Ihre Gesundheit und Ihre Lebensqualität! Daher haben wir uns entschlossen, dieses Buch zu schreiben. Es soll allen helfen, die die Diagnose intestinale Fruktoseintoleranz oder Fruktosemalabsorption bekommen haben. Das Buch soll aber auch für all jene eine zusätzliche Hilfe sein, die schon länger von ihrer Fruktoseintoleranz wissen. Wir hoffen, damit einen Beitrag zu Ihrem Wohlbefinden zu leisten, und bemühen uns, Ihnen die Zeit nach der Diagnose und alles, was man dazu wissen muss, so gut wie möglich zu erklären. Wir empfehlen Ihnen, auch andere Bücher zu lesen, Webseiten (mit entsprechender Vorsicht) zu durchstöbern und eine Ernährungsberatung zu besuchen. Sie werden sich unweigerlich mit Ihrer Ernährung auseinandersetzen müssen, um positive Ergebnisse zu erzielen. Tun Sie das aber nie blind, denken Sie immer nach, hören Sie auf Ihren Körper und tun Sie nur, was Ihnen guttut!

Finden Sie Ihre persönliche Verträglichkeit!

Michael Zechmann & Genny Masterman
Sommer 2012

Grundwissen

„Nahrungsmittel-Intoleranz", „Nahrungsmittelunverträglichkeit", „Lebensmittelintoleranz" oder „Nahrungsmittel-Allergie" sind Begriffe, die immer häufiger in den Medien zu hören sind. Meistens wird nicht wirklich zwischen den Bedeutungen differenziert, die Begriffe werden gern als Synonyme verwendet. Wir wollen uns diese Begriffsverwirrung anschauen und versuchen, etwas Klarheit in das Sprachwirrwarr zu bringen.

Die Nahrung des Menschen besteht aus allen möglichen Substanzen. Im Grunde sind dies Makronährstoffe (Kohlenhydrate, Proteine [Eiweiße] und Fette), Mikronährstoffe (Mineralstoffe, Vitamine, Spurenelemente …) und Wasser. Diese Stoffe werden – je nach Beschaffenheit – während der Passage durch den Verdauungskanal verarbeitet, zerkleinert und aufgenommen. Wichtig hierfür sind u. a. Enzyme und Transportproteine.

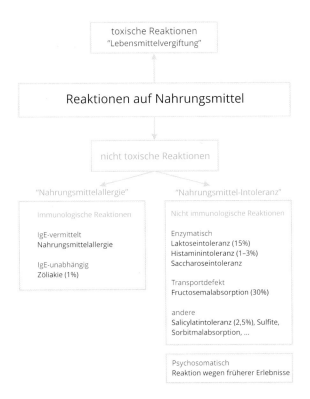

Abb. 1.

Reaktionen auf Nahrungsmittel. Die Prozentangaben geben die Häufigkeit des Vorkommens in der erwachsenen, mitteleuropäischen Bevölkerung wieder.

Enzyme sind Moleküle, die biochemische Vorgänge steuern. Sie können z. B. andere Moleküle in ihre Einzelteile spalten oder dabei helfen, Moleküle zu verändern. Transportproteine hingegen sind Moleküle, die andere Stoffe durch Barrieren – wie die Zellwand der Dünndarmzellen – schleusen können. Sie verändern diese Stoffe nicht. Oft arbeiten diese Systeme zusammen, d. h. Enzyme spalten große Moleküle in kleinere auf, Transportproteine befördern diese kleineren Stoffe dann in bestimmte Zellen. Dort können sie dem Stoffwechsel zugeführt werden. Es gibt auch Moleküle, die ohne Transportproteine durch die Darmwand wandern.

Natürlich können in diesem komplexen System der Nahrungsaufnahme und Nahrungsverwertung Fehler und Komplikationen auftreten. Enzyme können fehlen oder nicht richtig funktionieren, Transportproteine können aus irgendeinem Grund nicht richtig arbeiten, die Darmwand kann geschädigt sein, oder es können Stoffe zugeführt werden, die giftig sind. Die Möglichkeiten sind vielfältig.

Wenn wir etwas zu uns nehmen, was uns nicht bekommt, d. h. wenn wir durch aufgenommene Nahrung unmittelbar Probleme bekommen, sprechen wir ganz allgemein von einer Nahrungsmittelunverträglichkeitsreaktion, also einer negativen Reaktion auf ein Nahrungsmittel. Hier wird noch keine Aussage über die Ursache getroffen.

Nahrungsmittel-Intoleranz

Der Begriff „Nahrungsmittel-Intoleranz" wird als Oberbegriff für eine Reihe von Unverträglichkeiten verwendet, die unterschiedliche Ursachen haben. Das können Probleme mit Enzymen genauso sein (z. B. Laktoseintoleranz) wie Probleme mit Transportproteinen (z. B. intestinale Fruktoseintoleranz). Meistens geht es darum, dass Kohlenhydrate nicht richtig in den Körper aufgenommen werden können und in Darmabschnitte gelangen, wo sie nicht hingehören. Meistens werden sie dann von dort ansässigen Bakterien gefressen. Deren Ausscheidungen werden in weiterer Folge für uns problematisch und führen zu den für Intoleranzen typischen Symptomen.

Da gewisse Unverträglichkeiten auch mehrere Ursachen haben können, gibt es Überschneidungen mit anderen Begriffen. Das heißt, es gibt Unverträglichkeiten, die sowohl Intoleranz als auch Allergie sein können (z. B. Histaminintoleranz – eine sogenannte Pseudo-Allergie).

Nahrungsmittel-Allergie

Bei einer Allergie reagiert der Körper auf einen bestimmten Stoff (das „Allergen") mit seinem Immunsystem abwehrend. Das Allergen wird von sogenannten Antikörpern erkannt, wodurch dann von spezifischen Zellen (u. a. Mastzellen und basophile Granulozyten) z. B. Histamin oder Entzündungsmediatoren ausgeschüttet werden. Die Folge sind typische Allergie-Symptome wie Niesen, rinnende Nase, Ausschlag, Schwellungen, Atemnot oder Herzrasen. Es kann als Maximalvariante auch zum allergischen Schock kommen, dem sogenannten anaphylaktischen Schock, der aber bei Nahrungsmittel-Allergien nur sehr selten auftritt. Dabei kommt es auf Grund des plötzlichen Blutdruckabfalls zur Unterversorgung lebenswichtiger Organe wie Herz, Lunge oder Gehirn. Als Folge bricht der Kreislauf zusammen. Es kann auch zu Kribbeln oder sogar Schwellungen im Mund und Rachenbereich kommen, was Atemnot oder gar Ersticken zur Folge haben kann. Auch gastrointestinale Symptome wie Übelkeit oder Durchfall können bei Nahrungsmittel-Allergien auftreten.

All diese Symptome können auch durch eine sogenannte pseudoallergische Reaktion ausgelöst werden. Hierbei reagieren z. B. die Mastzellen ohne Zutun von Antikörpern mit einer Histaminausschüttung, sobald der entsprechende Stoff dem Verdauungstrakt zugeführt wird.

Antikörper, auch Immunglobuline (kurz „Ig") genannt, haben die Form eines „Y" und bestehen jeweils aus zwei großen und zwei kleinen Eiweißketten. In der Chemie werden Eiweißketten nach dem griechischen Alphabet klassifiziert. So gibt es zum Beispiel α-Ketten, β-Ketten oder γ-Ketten. Beim Menschen existieren fünf verschiedene Klassen von Immunglobulinen: IgA, IgD, IgE, IgM und IgG. Diese Bezeichnungen richten

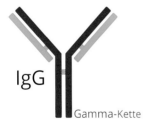

IgG

Gamma-Kette

Abb. 2.

Das Immunglobulin-G mit zwei γ-Ketten und zwei leichteren Eiweißketten an den oberen Enden des Y. An diesen Enden verbinden sich die Antikörper mit den jeweiligen Zielen.

sich nach den beiden größeren Eiweißketten. IgA hat also zum Beispiel zwei α-Ketten, IgG zwei γ-Ketten.

Antikörper spielen eine zentrale Rolle im Immunsystem. Das Besondere ist, dass sie ganz bestimmte Ziele haben. So bilden wir z. B. beim Eindringen von Viren, die für Masern verantwortlich sind, Antikörper gegen genau diese Masern-Viren. Diese Antikörper können bei einem erneuten Kontakt mit diesem Virus schnell aktiviert werden und die Krankheit sofort unterbinden. Man ist also immun gegen diese Krankheit.

IgE ist ursprünglich bei parasitären Erkrankungen beteiligt, tritt aber unter anderem auch bei Allergien auf und wird sehr rasch gebildet. IgE sind die entscheidenden Antikörper, wenn es um Nahrungsmittel-Allergien geht, man spricht deshalb auch von IgE-mediierten Nahrungsmittel-Allergien. IgE wird auch von gesunden Menschen, aber nur in sehr geringen Mengen, gebildet. Bei Allergikern kommt es unmittelbar nach dem Kontakt zum Allergen zu einer gesteigerten Produktion und damit zu einer Überreaktion des Immunsystems. Ihr Arzt kann über einen Bluttest die Menge der Antikörper feststellen und so – zusammen mit anderen Tests – auf eine Allergie schließen. IgG wird zeitverzögert gebildet und bleibt dann jahrelang (teilweise ein Leben lang) im Körper erhalten. Vereinfacht ausgedrückt, merkt sich der Körper über IgG welche Nahrungsmittel Sie gegessen haben. Der Körper legt also eine Art Bibliothek an, um zukünftig Nahrungsmittel schneller identifizieren zu können. Für Nahrungsmittel-Allergien oder Intoleranzen hat IgG keine Bedeutung.

Info

IgG-Tests: Nahrungsmittel allergien bzw. Unverträglich keiten können nicht über IgG4-Heimtests bestimmt werden!

Unterschied Allergie und Intoleranz

◆ Bei Nahrungsmittel-Allergien ist das Immunsystem beteiligt, bei Nahrungsmittel-Intoleranzen liegt meist ein Problem mit einem bestimmten Enzym oder Protein vor. Das Immunsystem ist nicht beteiligt.

◆ Nahrungsmittel-Allergien können daher u. a. mit IgE-Testverfahren diagnostiziert werden. Zu einer korrekten Diagnose muss man aber auch das Arzt–Patienten-Gespräch, Hauttests (PRICK) und andere Parameter mit einbeziehen. Jeder Test für sich allein genommen, kann keine Aussage über die Allergie treffen.

◆ Nahrungsmittel-Intoleranzen wie Laktose- oder Fruktoseintoleranz haben nichts mit Antikörpern zu tun und können daher auch nicht mit IgG- oder IgE-Testverfahren diagnostiziert werden. Nur bei Zöliakie, einer sehr komplexen Erkrankung, spielen Antikörper (IgG, IgA) eine wichtige Rolle in der Diagnostik – allerdings wieder im Zusammenspiel mit anderen Diagnoseverfahren. Am Markt finden sich einige Tests, auch Test-Kits für zu Hause, die mit IgG4-Messungen hunderte Nahrungsmittel austesten. Diese Tests werden von allen professionellen Zusammenschlüssen von Allergologen zur Abklärung von Nahrungsmittelunverträglichkeiten als vollkommen ungeeignet abgelehnt. Mehr dazu später im Kapitel „Andere Heil- und Testverfahren" (Seite 40).

◆ Bei einer echten Allergie (IgE) reichen kleinste Mengen des Allergens aus, um eine Reaktion auszulösen. Bei Intoleranzen sind die Toleranzmengen teilweise relativ hoch. So können bei intestinaler Fruktoseintoleranz einige Gramm Fruktose pro Tag oft problemlos konsumiert werden. Daher ist bei einer Allergie ein totaler Verzicht auf das Allergen notwendig, bei einer Intoleranz meist nur eine Reduktion des problematischen Stoffs. Bei Intoleranzen muss man immer die Worte von Paracelsus im Hinterkopf haben: Die Dosis macht das Gift!

◆ Allergien können für den Menschen unter Umständen lebensgefährlich werden, Nahrungsmittel-Intoleranzen normalerweise nicht. **Achtung:** Eine unbehandelte Nahrungsmittelunverträglichkeit kann auf Dauer zu gesundheitlichen Problemen – Mangelerscheinungen, depressiven Verstimmungen und vielen anderen Folgeerkrankungen – führen.

◆ Die Zahl der erwachsenen Nahrungsmittel-Allergiker wird in Mitteleuropa auf etwa 3–4 % der Bevölkerung geschätzt. Nahrungsmittel-Intoleranzen kommen dagegen deutlich öfter vor. So tritt die intestinale Fruktoseintoleranz bei etwa 30 % der europäischen Bevölkerung auf. Allergien sind bei Kindern häufiger als bei Erwachsenen. Sie bilden sich im Alter meist zurück. Auch die Allergie auslösenden Stoffe sind bei Kindern anders gereiht. Bei ihnen sind Kuhmilch, Soja und Hühnerei die Hauptallergene. Erwachsene hingegen reagieren häufiger auf rohe Obst- und Gemüsesorten, Nüsse, Erdnüsse und einige Gewürze. In einer Studie am Portal für Nahrungsmittel-Intoleranz konnten wir zeigen, dass Betroffene mit Intoleranzen häufiger angeben, an bestimmten Allergien zu leiden, als die Normalbevölkerung. Dies betrifft jedoch hauptsächlich Pollen- und Hausstaubmilbenallergie. Da diese Allergien aber wiederum Kreuzreaktionen zu Nahrungsmittel-Allergenen zeigen können, sollten Sie zusätzlich zum Intoleranztest auch einen Allergietest machen lassen. Nur um sicherzugehen!

Unterschied Malabsorption und Intoleranz

Wir wissen nun, dass Nahrungsmittel-Allergien und Nahrungsmittel-Intoleranzen zu den Nahrungsmittelunverträglichkeiten gehören. Aber was ist eine Malabsorption?

Schauen wir uns zuerst den Begriff **Maldigestion** an. Maldigestion bedeutet „schlechte Verdauung". Ein bestimmter Stoff wird im Magen oder Dünndarm nicht richtig aufgespalten und kann deshalb nicht richtig verdaut werden. Maldigestion ist ein medizinischer Begriff, der noch nicht auf Einzelheiten eingeht; er hat eher weite Bedeutung und wird gern verwendet, wenn die physiologische Ursache der Beschwerden nicht klar ist.

Malabsorption hingegen bedeutet schlechte Aufnahme. Der betreffende Stoff kann nur schlecht oder gar nicht über das Verdauungssystem und damit in den Körper aufgenom-

Kurz:

Eine Malabsorption wird zur Intoleranz, sobald man Symptome hat. Und erst dann geht man üblicherweise zum Arzt.

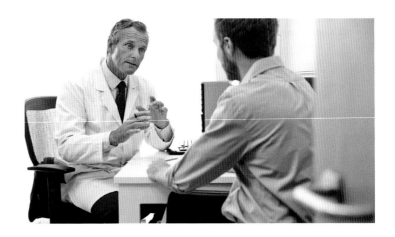

men werden. Damit ist also bereits die Ebene der Physiologie mit angesprochen. Bei einer Malabsorption kommt es aber noch nicht zu Symptomen. Der Begriff sagt nur, dass ein Stoff nicht aufgenommen werden kann. Was mit dem Stoff passiert oder wie er im Körper weiterverarbeitet wird, lässt sich aus dem Begriff nicht ableiten.

Intoleranz bedeutet im medizinischen Bereich „Unverträglichkeit". Ein Stoff wird vom Körper nicht richtig aufgenommen (also malabsorbiert) und erzeugt in weiterer Folge Symptome. Das heißt, der Körper reagiert auf den Stoff, den er nicht richtig aufnehmen kann, mit Symptomen. Er verträgt ihn nicht.

Aus der Sicht des Patienten

Der Unterschied der Begriffe liegt also im Detail und ist für Betroffene normalerweise nicht relevant. Daher werden die Begriffe auf Webseiten oder in Büchern meistens synonym verwendet. Eine Laktosemaldigestion ist also eine Laktoseintoleranz. Weitere Begriffe für Laktoseintoleranz, die verwendet werden, sind Milchzuckerunverträglichkeit, Laktosemalabsorption, Laktasemangelsyndrom oder Alaktasie – verschiedene Begriffe, die im Prinzip alle dasselbe meinen. Eine Fruktosemalabsorption ist eine intestinale Fruktoseintoleranz. Das Wort intestinal bedeutet „zum Darm gehörend". Man verwendet diesen Zusatz, um diese Form der Fruktosein-

toleranz von der hereditären Fruktoseintoleranz zu unterscheiden. Hereditär bedeutet „erblich" oder „vererbt". Diese
Form ist jedoch etwas ganz anderes, äußerst selten und wäre
sicher schon festgestellt worden, als Sie noch ein Baby waren.
Der Begriff Fruktoseintoleranz – ohne jeglichen Zusatz – wird
in der Öffentlichkeit nahezu ausschließlich für die intestinale
Fruktoseintoleranz verwendet. Wir werden diesen Begriff daher auch in diesem Buch so verwenden.

Wichtig!

Wenn wir in diesem Buch
von Fruktoseintoleranz
reden, meinen wir immer die
intestinale Form, niemals die
hereditäre.

Aus der Sicht der Medizin

Für eine exakte Diagnose muss man die Begriffe natürlich
trennen. Mediziner und Wissenschafter, die sich intensiv mit
der Thematik befassen, müssen Unterschiede machen (die den
Patienten nicht interessieren müssen). Eine Maldigestion kann
eine Malabsorption zur Folge haben, die wiederum eine Intoleranz zur Folge haben kann (aber nicht muss). Das heißt: Ein
Stoff wird schlecht verdaut, kann nicht aufgenommen werden
und macht daher Probleme.

Das heißt, es kann Patienten geben, die zwar eine Fruktosemalabsorption haben (die Fruktose wird nicht richtig aufgenommen), aber keine merklichen Symptome zeigen – sie
leiden somit nicht an einer Intoleranz. In der medizinischen
Praxis wird dies jedoch selten auftreten, weil die Patienten den
Arzt ja meist wegen der Symptome aufsuchen, also bereits eine
Intoleranz haben. Aus Medizinerkreisen hört man, dass besonders Männer ungern über ihre Verdauungsprobleme reden.
Sie haben Symptome, geben diese aber nicht zu. Die Grenze
zwischen Intoleranz und Malabsorption wird in solchen Fällen also unscharf. Ganz abgesehen davon, sollte auch eine Malabsorption behandelt werden, weil sie in weiterer Folge (wenn
auch vom Patienten nahezu unbemerkt) zu Problemen führen
und sich mit der Zeit verschlechtern kann. Zu beachten ist dies
vornehmlich bei Mehrfach-Unverträglichkeiten oder auch bei
Patienten mit gestörter Selbstwahrnehmung!

In der Diagnose und in der medizinischen Korrespondenz
sollten die Begriffe also nach Möglichkeit korrekt aufgeschlüs-
selt werden, in der Kommunikation mit dem Patienten müssen

jedoch klare und im nicht-medizinischen Bereich verwendete Definitionen gebraucht werden.

Das Reizdarmsyndrom und FODMAP

Viele Patienten erhalten die Diagnose Reizdarmsyndrom (kurz RDS). Das Krankheitsbild zählt zu den funktionellen Darmerkrankungen, d. h. die Ursache des Problems ist nicht bekannt. Es gibt keine Laborparameter oder andere „organische" Parameter, an denen man die Diagnose festmachen kann. Die Diagnose ist langwierig und erfolgt nach einer Differenzialdiagnostik, ausführlichen Patientengesprächen und mittels Symptom- und Ernährungstagebuch, in dem auch der Stress mitprotokolliert wird. Wir wissen, dass sowohl Stress als auch ein gestörtes Mikrobiom (früher „Darmflora" genannt) für das RDS mitverantwortlich sein kann. Die Symptome sind denen der intestinalen Fruktose- oder Laktoseintoleranz sehr ähnlich, weshalb bei Intoleranz-Patienten früher oft die Diagnose Reizdarmsyndrom gestellt wurde. Heute werden meist zuerst Intoleranzen und andere Erkrankungen ausgeschlossen, bevor die Diagnose RDS übrig bleibt.

Sollten Sie also die Diagnose Reizdarmsyndrom haben und nie auf Intoleranzen getestet worden sein, bestehen Sie beim Arzt auf eine exakte differenzialdiagnostische Abklärung, um andere Darmerkrankungen auszuschließen – vor allem dann, wenn auch nach der RDS-Karenzphase die Symptome bestehen bleiben.

Nicht nur Stress, auch das Mikrobiom kann das RDS beeinflussen. In den letzten Jahren wurde daher die FODMAP-Ernährung modern. FODMAP steht für „fermentierbare Oligosaccharide, Disaccharide, Monosaccharide und Polyole", also für Kohlenhydrate, die von Bakterien leicht verdaut werden können. Das sind nicht nur kurzkettige Kohlenhydrate wie Laktose, Fruktose, Sorbit und Haushaltszucker, sondern auch langkettige Kohlenhydrate, wie sie in Kohl oder Bohnen vorkommen. Studien haben gezeigt, dass der Verzicht bzw. die verminderte Einnahme dieser FODMAP deutliche Verbesserungen für Reizdarmpatienten bringen kann. Dies ist wahrscheinlich auf das beim Reizdarm u. a. gestörte Mikrobiom zurückzuführen. Eine FODMAP-Diät auf Verdacht einzuhalten oder sich nach FODMAP zu ernähren, wenn man „nur" eine Fruktoseintoleranz oder „nur" eine Laktoseintoleranz hat, ist nicht sinnvoll. Man würde auf viel zu viel verzichten und auf Dauer Mangelerscheinungen riskieren. Nach FODMAP sollten sich also nur sicher diagnostizierte Reizdarmpatienten ernähren, die dabei therapeutisch begleitet werden. Meist wird auch ein Darmfloraaufbau durch geeignete Pro- oder Präbiotika durchgeführt. Sich nach FODMAP zu ernähren, ist sehr komplex (eine genaue Darstellung würde den Rahmen dieses Buches sprengen) und muss daher von gut ausgebildeten Ernährungsfachkräften begleitet werden.

Darmflora und Dünndarmfehlbesiedelung (DDFB)

Unser Verdauungstrakt ist nicht nur im Dickdarm, sondern von Anfang bis Ende mit Bakterien besiedelt. Je nach Abschnitt kommen verschiedene Bakterienarten – und wir reden von Tausenden verschiedenen Arten – vor. Während am Anfang des Verdauungsapparats eher Streptococcus- und Lactobazillus-Arten dominieren, sind es im Dickdarm z. B. Clostridien oder Bifidobakterien. Während sich im Magen und am Anfang des Dünndarms zehntausende Bakterienkolonien tummeln, sind es im Dickdarm einige Milliarden. Dieses Mikrobiom (früher „Darmflora" genannt) stellt einen immens wichtigen Faktor in der Verdauung dar. Die Bakterien helfen uns beim Aufspalten der Nahrung, beim Verteidigen gegen Krankheitserreger oder beim Herstellen von Vitaminen. Noch vor einigen Jahren ging man davon aus, dass nur ein paar Bakterien im Darm sind, ohne große Bedeutung. Heute wissen wir, wie wichtig dieses Mikrobiom für uns ist, und wir beginnen langsam zu verstehen. Die Mikrobiomforschung ist ein neues, noch ganz am Anfang stehendes Wissenschaftsfeld.

Kohlenhydrate werden im Dünndarm resorbiert. Alles was nicht im Dünndarm resorbiert wird, gelangt in den Dickdarm, wo u. a. diese Bakterien für die Weiterverarbeitung sorgen.

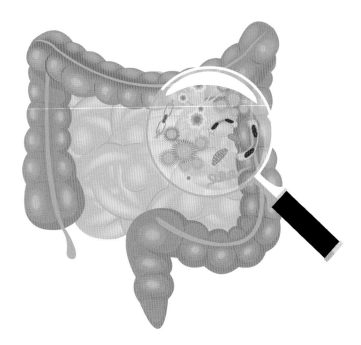

Abb. 3.

In Dünndarm und Dickdarm
kommen unterschiedliche
Arten und unterschiedliche
Mengen von Bakterien vor.

Diese beiden Darmabschnitte werden durch die sogenannte Ileozökalklappe voneinander getrennt. Schließt diese Klappe nicht ordentlich oder wird sie durch vermehrte Blähungen aufgedrückt, können Bakterien aus dem Dickdarm in den Dünndarm einwandern und schon dort beginnen, Kohlenhydrate zu verdauen. Das heißt aber, diese Kohlenhydrate werden von den Bakterien gefressen, bevor sie von uns resorbiert werden können. Das führt zu Blähungen, Durchfällen, Schmerzen und natürlich zu Mangelerscheinungen. Das nennt man „Bakterielle Fehlbesiedelung des Dünndarms" (manchmal auch „Dünndarmfehlbesiedelung", kurz: DDFB; engl.: small intestine bacterial overgrowth syndrome/SIBOS). Diese Fehlbesiedelung tritt häufig als Folge von Intoleranzen auf, kann aber auch durch andere Erkrankungen oder Umstände (z. B. das Alter) hervorgerufen werden. Auch das vorhin besprochene Reizdarmsyndrom kann mit einer solchen Fehlbesiedelung zusammenhängen. Sie lässt sich aber sehr leicht durch einen H2-Atemtest diagnostizieren (Seite 36) und kann durch entsprechende Antibiotikagabe gut behandelt werden. DDFB tritt etwa bei 10–20 % der Bevölkerung auf, ist also durchaus nicht selten.

Info

Die Anzahl der Bakterien in
unserem Körper ist zehnmal
höher als die Anzahl unserer
Körperzellen.

Leaky Gut Syndrom

Vor allem in Bezug auf die Histaminintoleranz und IgG4-Nahrungsmittelunverträglichkeitstests hört man immer wieder vom Leaky Gut Syndrom. „Leaky Gut" ist englisch und heißt nichts anderes als „durchlässiger Darm". Damit wird gesagt, dass der Darm aufgrund verschiedener Faktoren wie Parasiten, Infektionen, Stress, Gluten, Schlaganfall, Zucker oder Medikamente seine Barriere-Funktion verloren hat und Schadstoffe wie Mikroben, Gifte oder Nahrungsbestandteile in den Körper eindringen lässt. Das würde eine Immunabwehr und in weiterer Folge verschiedenste Krankheiten auslösen (wie Allergien, Fettleibigkeit, Krebs, Diabetes, Schilddrüsenunterfunktion, Schilddrüsenüberfunktion, Gelenksschmerzen, Autismus oder eben auch Histaminintoleranz). Klingt irgendwie nachvollziehbar und logisch, aber doch auch etwas verwunderlich. Praktisch alles, was es gibt, löst fast alle Krankheiten aus, die man so kennt. Wann immer etwas derartig viele unterschiedliche Krankheiten auslösen soll, ist Vorsicht angezeigt.

Und tatsächlich ist das Leaky Gut Syndrom in dieser Form reine Erfindung von findigen Geschäftsleuten. Die meisten Webseiten und Heiler (inklusive Ärzte und Heilpraktiker), die diese Krankheit propagieren, bieten gleich Diagnoseverfahren, Bücher, Präparate, DVDs und natürlich Behandlungen dagegen an. Das Problem ist, dass nicht alles frei erfunden ist, sondern verschiedene medizinisch korrekte Fakten und noch nicht verstandene physiologische Vorgänge zu neuen Theorien verbunden werden. Man „beweist" diese Theorien dann gern mit Hinweisen auf wissenschaftliche Studien, die aber bei genauem Hinsehen entweder etwas völlig anderes aussagen oder gar nichts mit der Thematik zu tun haben. Mit ein paar über das Internet verbreiteten Heilungsgeschichten ist die Theorie dann glaubwürdig, und man kann beginnen, Geschäfte zu machen.

Wie wir schon gehört haben, ist unser Wissensstand bezüglich der Darmmikroben und ihrer Wechselwirkung mit unserem Körper noch relativ gering. Auch das Wissen, wie der Darm und seine Barriere genau funktionieren, ist noch recht gering. Wir wissen aber, dass die enormen Bakterienmengen und tausenden Bakterienarten einen massiven Einfluss auf unser Verdauungssystem und unsere Gesundheit haben. Wir wissen, dass der Darminnenraum vom Körper betrachtet „außen" ist, d. h. wie uns die Haut vor der Außenwelt schützt, schützt uns auch der Darm vor der Außenwelt. Er muss aber Nährstoffe aufnehmen, er muss durchlässig sein, d. h. die Barriere muss von gewissen Stoffen durchdrungen werden können, von anderen darf sie nicht durchdrungen werden. Dieses Durchdringen ist extrem komplex und funktioniert, indem die Stoffe entweder durch die Zellen hindurchtransportiert werden (z. B. über Transportproteine) oder indem sie zwischen den Dünndarmzellen „hindurchschlüpfen". Das passiert aber alles kontrolliert und ist von vielen Faktoren abhängig. Viele dieser Faktoren verstehen wir noch nicht genau.

Im Idealfall herrscht ein Gleichgewicht zwischen allen Faktoren. Verschiedene Gründe können dieses Gleichgewicht stören und die Barriere in ihrer Arbeit behindern. Das können Darm-Operationen sein, aber auch eine akute Bauchspeicheldrüsenentzündung oder andere schwere medizinische Traumata und Erkrankungen wie Morbus Crohn oder Zöliakie. Auch das Gliadin, ein Bestandteil des „Gluten", scheint die Durchlässigkeit zu beeinflussen. Nach heutigem Wissensstand schaffen es diese Stoffe aber nicht, den Darm so zu schädigen, dass es zu den vorhin beschriebenen Krankheiten kommt. Außerdem sind die „Löcher" im Darm niemals so groß, dass Mikroben oder Nahrungsbestandteile durchschlüpfen könnten. Der Vergleich des Darms mit einem Gartenschlauch mit Löchern, der gern verbreitet wird, ist vollkommen falsch und irreführend. Möglicherweise kann lang andauernde Fehlernährung ihren Beitrag dazu leisten, dieses Gleichgewicht der Darmbarriere zu stören. Und möglicherweise kann bei einem durch Intoleranzen geschädigten Darm eine zusätzliche Schwächung dieser Barriere die Symptomatik verstärken.

Dass das Reizdarmsyndrom und diese Darmdurchlässigkeit miteinander zu tun haben, wird ebenfalls diskutiert und scheint aktuell sogar sehr wahrscheinlich. Es wird angenommen, dass die Dünndarmschleimhaut bei RDS-Patienten dünner ist als beim gesunden Menschen und auch die Verbindungen zwischen den Dünndarmzellen gestört sind. Dadurch reagiert das Immunsystem möglicherweise übertrieben gegen gewisse Bakterien im Darm. Beim Reizdarmsyndrom (und bei anderen Krankheiten) haben wir es also tatsächlich mit einem „leaky gut" zu tun – wobei Fachleute lieber von „erhöhter intestinaler Permeabilität" sprechen. Den „leaky gut" als eigenständiges Syndrom zu definieren, das z. B. durch unsere moderne Ernährungsweise hervorgerufen wird und für alle Zivilisationskrankheiten verantwortlich ist, und dann über simple Bluttests darauf zu schließen, ist – sagen wir es mal vorsichtig – sehr verwegen. Es fehlt hierfür derzeit einfach jeglicher wissenschaftlicher Nachweis.

Verschiedene medizinische Erkenntnisse eines sehr komplexen und noch nicht ganz verstandenen Themas werden also von findigen Geschäftsleuten und selbst ernannten Gurus zu einer in sich irgendwie logischen Theorie verschmolzen, die auf die Mehrheit der Bevölkerung anwendbar ist. Gepaart mit einer weit verbreiteten Symptomatik (dem Reizdarmsyndrom) und Schlagwörtern wie „leaky gut", die man in anderem Zusammenhang in der wissenschaftlichen Literatur findet, können dann auch viele „Heilungserfolge" vorgezeigt werden. Meist wird bei Leaky Gut Syndrom geraten, auf FODMAP zu verzichten und Probiotika einzunehmen. Sie sehen also: Jemandem, der RDS hat und es nicht weiß, ein Leaky Gut Syndrom (kostenpflichtig) zu diagnostizieren und ihn mit FODMAP-armer Diät (kostenpflichtige Beratung) und z. B. Probiotika (kostenpflichtig) davon zu „heilen", ist durchaus möglich und vor allem ein sehr gutes Geschäft. Ihn stattdessen zum Arzt zu schicken und mittels Differenzialdiagnostik abzuklären, ist aufwendiger und kein gutes Geschäft.

Solche Diagnosen und Syndrome – das „Leaky Gut Syndrom" ist nicht das einzige – werden in Facebookgruppen und Internetforen auch gern dazu verwendet, die eigene Überlegenheit über die bösen und unfähigen Ärzte, die dieses Syndrom nicht erkannt haben, zu beweisen. Dass man aber selbst möglicherweise einem skrupellosen Geschäftsmann aufgesessen ist, bedenkt man dabei meist nicht. Es geht einem ja besser, seit man weiß, was man hat und was man dagegen tun kann. Nachhaltiger wäre natürlich eine ordentliche Diagnostik gewesen.

Damit es nicht zu Missverständnissen kommt, sei nochmal erwähnt, dass das Mikrobiom, unsere Ernährung, unser psychischer Zustand und viele andere Faktoren sehr wohl einen Einfluss auf unsere (Darm-)Gesundheit haben können. Bei manchen Krankheiten wie Zöliakie oder Morbus Crohn wurden Störungen in der Darmpermeabilität gefunden. Allerdings weiß man noch nicht, wie die Zusammenhänge genau aussehen. Klar ist aber, dass ein gesunder Darm mit einem ausgewogenen Mikrobiom einhergeht, das durch unsere Ernährung, Stress und viele weitere Faktoren beeinflusst wird.

Über unsere Verdauung und Kohlenhydrate

Das Verdauungssystem

Unsere Verdauung ist ein extrem komplexes System, dessen Aufgabe ist, Nahrung aufzunehmen, zu zerkleinern, zu verarbeiten und darin enthaltene Nährstoffe dem Körper zugänglich zu machen.

Die Verdauung unserer Nahrung beginnt eigentlich schon bei der Zubereitung. Bestimmte Verfahren, z. B. Kochen, bereiten die Nahrung darauf vor, verdaut zu werden. Manche Stoffe werden erst durch das Erhitzen für uns verwertbar, andere gehen dadurch verloren. Die Nahrung wird als zweites im Mund mechanisch zerkleinert. Auch die ersten Enzyme beginnen schon im Mund zu wirken. Die sogenannten Amylasen zerkleinern bereits dort Stärke. Im Magen angekommen, geht die enzymatische Verdauung weiter, die Magensäfte beginnen zu wirken. Keime werden durch die Säure abgetötet, die Eiweißverdauung wird in Gang gesetzt. Der Speisebrei wird dann in den Dünndarm transportiert, wo Verdauungssäfte der Galle, der Bauchspeicheldrüse und des Zwölffingerdarms zu wirken beginnen. Fette, Eiweiße und Mehrfachzucker werden nun in die kleinsten Bestandteile Fettsäuren, Aminosäuren und Einfachzucker aufgespalten und über die Darmschleimhaut aufgenommen. Das bedeutet, dass die Aufnahme der Nährstoffe in den Körper erst im Dünndarm stattfindet, zuvor werden so-

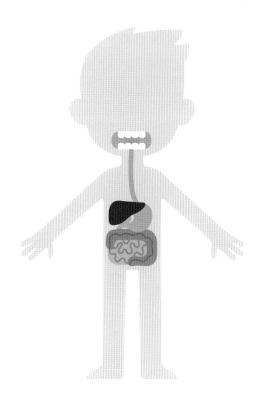

Abb. 4.
Schema unseres Verdauungs-
systems

Enzyme

Enzyme erkennt man sprach-
lich an der Endung -ase. Ihre
Aufgabe ist das Steuern bio-
chemischer Reaktionen. Dazu
gehören das Zerkleinern von
komplexen Molekülen in
kleinere Moleküle oder einfach nur das Umwandeln
von einem Molekül in ein
anderes. Enzyme finden wir
in fast allen physiologischen
Vorgängen, nicht nur in der
Verdauung.

zusagen nur vorbereitende Maßnahmen getroffen. Der Speisebrei wird nach der Dünndarmpassage weiter in den Dickdarm
geschoben, wo Abermilliarden von Bakterien (eigentlich sind
es Aberbilliarden) von uns nicht verdaubare Nahrungsbestandteile aufspalten und für die Resorption zugänglich machen. Der Dickdarm heißt so, weil er diesen Speisebrei auch
eindickt, d. h. ihm Wasser entzieht. Dieser feste Speisebrei,
jetzt heißt er eigentlich schon Stuhl, wird dann über den Mast-
darm ausgeschieden.

Da wir keine Maschinen sind, sondern lebende Tiere, spielt
natürlich auch das Nervensystem bei der Verdauung mit. Schon
wenn wir an Essen denken, rinnt uns das Wasser im Mund zusammen. Das ist nützlich, immerhin beginnen schon die ersten
Enzyme im Speichel die Nahrung aufzuspalten. Durch das Sehen, Riechen und Schmecken von Nahrung und durch das Ess-
erlebnis – z. B. Beschaffenheit und Menge – beginnen weitere
präabsorptive Mechanismen in Gang zu kommen. So verlieren wir den Appetit auf eine bestimmte Geschmacksrichtung
mit der Dauer des Essens, jedoch nicht unbedingt den Appetit

auf andere Geschmacksrichtungen. Daher können wir, obwohl wir nach dem Schnitzel (Eiweiß, sauer) eigentlich schon satt sind, trotzdem noch ein Stück Kuchen (Kohlenhydrate, süß) als Nachspeise essen. Auch mechanische Reize wie die Magendehnung spielen bezüglich des Essens eine Rolle. Hormone werden gebildet und steuern unser Essverhalten, steuern die Magenentleerung, das Sättigungsgefühl oder die Sekretion bestimmter Enzyme. Unser Gehirn steht in Dauerkommunikation mit dem Darm – man nennt das die Darm–Hirn-Achse. Wir haben vorhin gehört, dass beim Reizdarmsyndrom der psychische Faktor eine wichtige Rolle spielt. Das erklärt sich aus dieser Darm–Hirn-Achse. Das Reizdarmsyndrom könnte man also teilweise auch als eine Art Kommunikationsstörung zwischen Darm und Hirn sehen.

Wir haben das komplexe Verdauungssystem hier nur kurz angerissen. In Wirklichkeit ist es so komplex, dass sich ganze Wissenschaftszweige damit beschäftigen. Und selbst nach Jahrzehnten der Forschung wissen wir noch lange nicht alles. Die Rolle der Bakterien im Darm und vor allem deren Spezies-Zusammensetzung sind noch kaum erforscht, auch die einzelnen Mechanismen und Rückkoppelungen mit dem Nervensystem sind zum größten Teil noch unbekannt.

Um die Karenzphase und die Dauerernährung gut zu bewältigen, ist nicht nur ein Grundverständnis des Verdauungskanals, sondern auch die Auseinandersetzung mit den verschiedenen Kohlenhydraten und deren Resorptionsmechanismen notwendig. Daher wollen wir uns nun die veschiedenen Zucker genauer anschauen.

Zucker und Zuckeralkohole

Info
Die letzte Silbe verrät, ob ein Molekül ein Enzym, ein Alkohol oder ein Zucker ist.
Enzym: -ase
Zucker: -ose
Alkohol: -ol
Salz: -at

Im Folgenden lernen wir einige Kohlenhydrate kennen, die einem auf Verpackungen oder im Supermarkt häufig begegnen und die bei Fruktose- und Laktoseintoleranz von Bedeutung sind. Diese Kohlenhydrate unterteilt man – je nach Anzahl der einzelnen Zucker – in Monosaccharide (Einfachzucker), Disaccharide (Zweifachzucker), Oligosaccharide und Polysaccharide (Mehrfachzucker) sowie technische Saccharide (künstliche Zucker).

Zucker

Fruktose (Fruchtzucker, veraltet Lävulose) ist ein Einfachzucker, der vor allem in Honig oder in Früchten vorkommt. Wir werden später bei der Betrachtung der intestinalen Fruktoseintoleranz genauer auf dieses Molekül eingehen (Seite 62). **Glukose** (Dextrose, Traubenzucker) ist ein anderer Einfachzucker, der auch in der Karenzphase sehr gut vertragen wird. Für jene, die auf Süßes gar nicht verzichten können, stellt er eine wunderbare Möglichkeit dar, die Lust nach süßen Leckereien zu stillen. Aber auch Traubenzucker darf nicht in zu großen Mengen konsumiert werden. Er kann – allerdings erst ab ca. 100 g pro Stunde – abführend wirken. Generell sollte man in der Karenzphase auf Süßes verzichten, aber hin und wieder eine kleine Sünde mit Traubenzucker geht durchaus in Ordnung. Vorsicht allerdings bei Glukosesirup! Er besteht oft nicht nur aus Glukose, sondern auch zu geringen Teilen (weniger als 50 %) aus Fruktose. Er ist bei Fruktoseintoleranz üblicherweise in geringen Mengen verträglich, allerdings erst nach der Karenzphase. Die **Galaktose** heißt auf deutsch „Schleimzucker". Sie ist oft Bestandteil von Mehrfachzuckern, kommt in der Natur aber auch als Einzelzucker vor. Es gibt eine Erbkrankheit, bei der die Betroffenen Galaktose aufgrund eines Enzymdefekts nicht verwerten können. Diese Krankheit wird Galactosämie genannt. Dieser Gendefekt wird gleich nach der Geburt getestet, da er zu schweren Gesundheitsschädigungen führen kann, wenn das Kind mit Muttermilch gesäugt wird.

Wenn wir Zucker sagen, meinen wir wohl immer den **Haushaltszucker**, obwohl Zucker nur ein Überbegriff für alle süß schmeckenden Saccharide ist. Der „normale" Zucker (Haushaltszucker/Saccharose/Sucrose) wird aus Rüben oder aus Zuckerrohr (dann heißt er Rohrzucker) gewonnen. „Zucker" ist ein Zweifachzucker und besteht zu 50 % aus Fruchtzucker (Fruktose) und zu 50 % aus Traubenzucker (Glukose). Die **Maltose** (Malzzucker) besteht aus zwei Molekülen Glukose, weshalb sie bei Fruktoseintoleranz und in der Karenzphase unproblematisch ist. Maltose entsteht während der Verdauung von Stärke. Daher ist auch Stärke bei Fruktoseintoleranz unproblematisch. **Laktose** (Milchzucker) ist ebenfalls ein Zwei-

Glukose-Fruktose-Sirup

Glukose-Fruktose-Sirup besteht zu 5–50 % aus Fruktose. Ab 51 % Fruktosegehalt spricht man von Fruktose-Glukose-Sirup.

fachzucker. Sie besteht aus einem Molekül Galaktose und einem Molekül Glukose. Bei Fruktoseintoleranz ist sie unbedenklich, bei Latoseintoleranz sollte sie natürlich gemieden werden. Die Laktulose ist ebenfalls ein Zweifachzucker und darf nicht mit der Laktose verwechselt werden. Die Laktulose besteht aus Galaktose und Fruktose, kann aber im Darm nicht aufgespalten werden. Daher wird sie erst von den Bakterien im Dickdarm – bei Dünndarmfehlbesiedelung (Seite 19) schon im Dünndarm – verstoffwechselt. Sowohl bei Laktose-, als auch bei Fruktoseintoleranz ist sie unbedenklich.

Oligosaccharide (Mehrfachzucker) ist der Überbegriff für Ketten von Zuckermolekülen. Meistens sind weniger als zehn Moleküle miteinander verknüpft. Die Art der Zucker ist aber größtenteils nicht genau definiert. Raffinose, Stachyose oder Verbascose (in Hülsenfrüchten) sind Beispiele für diese Zucker. Sie sind bei Fruktoseintoleranz bedingt verträglich, weil zum einen oft Fruktose mit im Spiel ist – d. h. die Zucker werden über Amylasen in die Einzelzucker aufgespalten, dadurch haben wir dann Fruktose im Dünndarm –, zum anderen werden viele dieser Zucker von uns nicht aufgespalten und gelangen so zu den Bakterien im Dickdarm, die sie verstoffwechseln und so zu Blähungen führen („Jedes Böhnchen ein Tönchen"). **Polysaccharide** sind noch längere Ketten aus Zuckermolekülen (meist mehr als 10). Bestehen diese Zuckerketten aus Fruktosemolekülen, nennt man sie Oligofruktose, Polyfructose oder Fruktooligosaccharide. Ein Beispiel dafür ist Inulin, das aus etwa 100 Fruktosemolekülen besteht und sich in Zutatenlisten oft findet. Alle Oligo- und Polysaccharide, die hauptsächlich aus Fruktose bestehen, nennt man auch **Fruktane**. Sie werden von uns nicht aufgespalten, wohl aber von den Bakterien im Dickdarm. Daher wirken sie blähend und sind in großen Mengen nicht verträglich, in kleinen Mengen – nach der Karenz – durchaus. Vor allem auch, weil sie vom Körper nicht aufgespalten werden können und daher als Ballaststoffe zu bezeichnen sind – ein wichtiger Punkt, denn viele Betroffene haben Angst, wenn sie Oligofruktose oder Inulin in der Zutatenliste lesen. Die Sorge ist unbegründet, weil unser Körper lange Fruktoseketten nicht aufspalten kann. Trotzdem gilt: Am besten erst nach der Karenzphase probieren. Da

Bakterien derartige Ketten aufspalten können, hängt die Verträglichkeit auch vom eigenen Mikrobiom ab. Viele Präbiotika enthalten genau deshalb Inulin oder ähnliche Polysaccharide. Indem man die körpereigenen Darmbakterien füttert, versucht man ein Gleichgewicht im Darm herzustellen.

Stärke ist ein wichtiges Polysaccharid. Wie schon erwähnt, beginnt die Stärkeverdauung bereits im Mund. Stärke besteht aus langen Glukoseketten, die bis in ihre Einzelzucker aufgespalten und verdaut werden. Sie ist bei Fruktose- und Laktoseintoleranz unbedenklich. Stärke verändert durch Kochen und Abkühlen ihre Struktur und wird teilweise zu sogenannter „retrogradierter Stärke" (oft auch „resistente Stärke" genannt). Diese retrogradierte Stärke kann von unseren Enzymen nicht verdaut werden und gilt daher als Ballaststoff. Zu bedenken ist dies, wenn man z. B. Kartoffeln oder Nudeln aufwärmt. Auch **Cellulose** – der Baustein, aus dem Pflanzenzellwände hauptsächlich aufgebaut sind – ist ein Polysaccharid aus bis zu 10.000 Einzelzuckern. Sie kann weder von uns noch von unseren Bakterien aufgespalten werden und wird über den Stuhl unverdaut wieder ausgeschieden. Sie ist ebenso ein Ballaststoff. Wie auch das Pektin, das in Zitrusfrüchten oder der Schale von Cranberrys vorkommt und Konfitüre so schön ausgelieren lässt. Ballaststoffe sind bei Fruktoseintoleranz in der Dauerernährung grundsätzlich unproblematisch, sollten aber in der Karenzphase nicht übermäßig verzehrt werden.

Zu den technischen Sacchariden zählt z. B. **Maltodextrin**/ Trockenglukose. Es besteht aus drei bis 17 Molekülen Glukose und wird als unproblematisch eingestuft.

Invertzucker (Kunsthonig) ist eine Mischung aus Glukose und Fruktose und meistens schlecht verträglich.

Zuckeraustauschstoffe

Zuckeraustauschstoffe sind meistens Zuckeralkohole (Polyole). Sie werden z. B. als Feuchthaltemittel eingesetzt. Ein Muffin ohne Feuchthaltemittel ist nach einigen Stunden trocken. Mit Feuchthaltemitteln – mit Stoffen also, die das Wasser im Produkt halten – bleibt der Muffin tagelang saftig. Einige

Zuckeralkohole schmecken süß; die Industrie kann den echten Zuckergehalt der angebotenen Ware damit reduzieren und in unserer modernen Zeit als Diätprodukt verkaufen. Es darf jedoch nicht der Eindruck erweckt werden, dass diese Stoffe rein künstlich sind! Viele Früchte enthalten zum Beispiel Sorbit oder Xylit. Zuckeralkohole kommen also auch in der Natur vor, die häufigsten sind Maltitol, Xylitol und Sorbitol. Die Wortendung -ol bezeichnet immer die chemische Klasse eines Alkohols. Zuckeraustauschstoffe sollten während der Karenzphase vermieden werden, nach der Karenzphase kann man bestimmte, für viele Patienten verträgliche Zuckeraustauschstoffe (z. B. Xylit oder Erythrit) wieder in den Speiseplan einführen.

◆ **Erythritol** (Erythrit, E 968) ist ebenfalls ein Zuckeralkohol. Es kommt in vielen Nahrungsmitteln vor, z. B. in Pilzen und Früchten. In Wasser gelöst, hat es einen kühlenden Effekt im Mund. Der Großteil des Erythrits wird im Dünndarm resorbiert und unverändert über den Urin ausgeschieden, etwa 10 % gelangen in weitere Darmabschnitte und werden großteils unverdaut ausgeschieden. Dieser Zuckeraustauschstoff gilt bei Fruktoseintoleranz daher als relativ gut verträglich, sollte jedoch vorsichtshalber in der Karenzphase gemieden und während der Dauerernährung ausgetestet werden!

◆ **Isomalt** (E 953) ist ein Gemisch aus zwei Zuckeralkoholen. Es wird wegen seiner geringen Süßkraft und kristallinen Struktur gern verwendet, weil es den Zucker nicht nur geschmacklich ersetzt, sondern darüber hinaus viel Volumen hat. Es wirkt in größeren Mengen abführend und sollte bei Fruktoseintoleranz gemieden werden!

◆ **Lactitol** (Lactit, E 966) kommt in der Natur nicht vor. Es wird vom Körper nicht aufgenommen, gelangt also unverdaut in den Dickdarm, wo es von Bakterien verstoffwechselt wird. Dadurch wirkt es abführend und blähend und sollte bei Intoleranzen gemieden bzw. individuell ausgetestet werden. Auch wenn der Name es vermuten lässt, es hat nichts mit Laktose zu tun!

◆ **Maltitol** (Maltit, E 965, Maltitol-Sirup) ist ein schwer verdauliches Kohlenhydrat mit geringem Kaloriengehalt. Es sollte bei Fruktoseintoleranz gemieden werden.

◆ **Mannitol** (Mannit, E 421) kommt in Feigen, einigen Meeresalgen, der Schwarzwurzel, Champignons und in Shitake-Pilzen in höheren Konzentrationen vor. Es kann blähend wirken und sollte daher in der Karenz vermieden werden. Später kann man es austesten.

◆ **Sorbitol** (Sorbit, E 420) ist z. B. in der Frucht der Eberesche (Vogelbeere), in Rosinen oder Pflaumen enthalten. Ca. 80 % werden im Dünndarm resorbiert, der Rest wird unverdaut ausgeschieden. Es sollte in der Fruktosekarenz strikt gemieden werden, kann und soll aber in geringen Mengen in der Dauerernährung zugeführt werden! Hier ist es wie bei der Fruktose, man soll in der Dauerernährung nicht zu 100 % darauf verzichten, sondern individuell verträgliche Mengen zuführen.

◆ **Xylitol** (Xylit, E 967) findet sich in der Rinde der Birke, aber auch in Pilzen und Früchten, z. B. Pflaumen. Xylit wird wegen seiner dem Zucker ähnlichen Süßkraft und weil er auf der Zunge einen kühlenden Effekt (ähnlich dem Menthol) generiert, gern für Kaugummis und Bonbons verwendet; außerdem wirkt es vorbeugend gegen Karies. Xylit wird teilweise im Dünndarm aufgenommen, teilweise gelangt es in den Dickdarm, wo Bakterien es aber kaum verstoffwechseln. Daher wirkt Xylit mäßig und vor allem wenig blähend und abführend. Bei Xylit kann ein Gewöhnungseffekt eintreten, d. h. mit der Zeit kann man größere Mengen vertragen. Xylit ist bei Fruktosemalabsorption eigentlich unbedenklich, wegen der möglichen blähenden Wirkung sollte es in der Karenz vermieden und in der Testphase bzw. Dauerernährung individuell ausgetestet werden.

Xylit und Sorbit werden wegen ihrer karieshemmenden Wirkung und wegen des kühlenden Effekts gern in Zahnpasta verwendet. Da man Zahnpasta aber nicht isst, sondern ausspuckt, sind solche Zahnpflegeprodukte unbedenklich. Bedenken muss man den Xylit- bzw. Sorbitgehalt von Zahnpasta nur bei Kindern oder Personen, die größere Mengen verschlucken können. Ebenfalls wichtig ist der Hinweis, dass Xylit schon in sehr kleinen Mengen giftig für Hunde und andere Haustiere wie Frettchen oder Kaninchen ist. Xylit wirkt bei diesen

Tieren stark hypoglykämisch, d. h. es bewirkt einen Insulinanstieg und dementsprechend einen Abfall der Blutglukose. Daher kann schon der Verzehr kleinster Mengen zum Tod oder schweren Komplikationen führen. Hier ist also Vorsicht geboten, vor allem wenn z. B. Kinder die fruktosearmen Muffins mit dem Hund teilen wollen oder – wie ein in der Literatur beschriebener Fall – ein neun Monate alter Labrador unbeaufsichtigt ist und zuckerfreie Kaugummis frisst. Man muss deshalb aber keine Angst vor Xylit haben, beim Menschen sind diese Effekte nicht vorhanden. Der Labrador hat übrigens dank intensivmedizinischer Hilfe überlebt.

Süßstoffe

Neben dem Zucker gibt es Süßstoffe, z. B. Saccharin, Aspartam, Cyclamat, Sucralose, Stevia oder Acesulfam K. Diese Stoffe sind bei Fruktoseintoleranz gut verträglich, wirken nicht blähend und werden von den Bakterien nicht verstoffwechselt. Die meisten Experten raten jedoch generell von einem zu hohen Konsum ab. Abgesehen von Stevia scheint es sinnvoll, in der Karenzphase auf diese Süßstoffe zu verzichten. Danach muss jeder für sich entscheiden, ob er sie verzehren will oder nicht. Auch Stevia gehört, wie erwähnt, zu den Süßstoffen, besser gesagt die Steviolglycoside.

Stevia

Stevia ist eine stark süßende, krautige Pflanze, die vor allem in südamerikanischen Regionen seit Jahrhunderten zum Süßen verwendet wird. In der EU ist Stevia seit 2. Dezember 2011 zugelassen, genauer gesagt: Die Steviolglycoside („Stevia", E 960) sind als Lebensmittelzusatzstoffe für bestimmte Produkte zugelassen. Stevia ist bei Fruktoseintoleranz sehr gut verträglich, auch in der Karenzphase. Stevia sollte niemals pur verwendet werden (leider kann man reines Steviapulver im Handel kaufen), da wegen der extrem hohen Süßkraft und der extrem geringen benötigten Menge keine ordentliche Dosierung gemacht werden kann. Stevia sollte daher immer in Kombinationsprodukten verwendet werden. Häufige und gut verträgliche Trägerstoffe sind z. B. Erythritol oder Maltodextrin, es werden aber auch manchmal Fruktose und Laktose verwendet. Daher immer die Zutatenliste beachten!

Nicht alle Menschen mögen den Geschmack von Steviaprodukten, da Stevia bei einigen Personen eher bitter als süß schmeckt. Am besten einfach verschiedene Produkte ausprobieren und seinen eigenen Favoriten finden! Aber niemals pures Steviapulver verwenden, das geht schief!

Bei Laktoseintoleranz ist also nur Laktose zu meiden. Bei Fruktoseintoleranz sind es mehrere süßende Stoffe. Verträglich in der Karenz sind Glukose, Maltose, Galaktose, Laktose, Laktulose, Stärke, Cellulose, Maltodextrin, Steviolglycoside (Stevia) und alle Süßstoffe. Nach der Karenz sind – bitte individuell austesten – in Maßen verträglich: Oligofruktose und andere Poly- bzw. Oligosaccharide, Erythritol, Xylitol und Haushaltszucker.

Zum Backen mit fruktosearmen Süßungsmitteln werden wir später noch im Kapitel „Süßen von Speisen" (Seite 76) kommen.

Aufnahme von Zuckern

Wir haben vorhin gesehen, dass manche Intoleranzen etwas mit schlechter Aufnahme im Darm zu tun haben. Wir haben gelernt, dass der Speisebrei bei der Verdauung in seine kleinsten Einheiten zerlegt wird und die Nährstoffe im Dünndarm über die Darmschleimhaut in den Körper aufgenommen werden. Um Intoleranzen zu verstehen, müssen wir uns also fragen: Wie genau funktioniert das? Das wollen wir uns nun am Beispiel einiger Zucker anschauen.

Eine Zellwand stellt eine Barriere dar, durch die Fremdstoffe am Eindringen in die Zelle gehindert werden sollen. Da der Körper aber Stoffe aufnehmen bzw. über die Zellen auch wieder abgeben können muss, gibt es verschiedene Mechanismen, um diese Stoffe durch die Zellwand bzw. die Schleimhaut zu transportieren. Viele der in unserer Nahrung enthaltenen Zucker werden mit Hilfe von Transportproteinen, den sogenannten GLUT-Transportern bzw. SGLT-Transportern, im Darm resorbiert. GLUT ist die Abkürzung von Glucose-Transporter, SGLT die Abkürzung des englischen Begriffs „sodium-glucose linked transporter", also sozusagen „Natrium abhängiger Glukosetransporter". Bei den Transportproteinen ist es so, dass sie aktiv oder passiv Substanzen durch die Zellwand schleusen können. Hierfür sind oft weitere Faktoren notwendig. Der SGLT-1-Transporter benötigt zum Beispiel das Natrium-Ion Na^+. Dieses bindet sich an den Transporter, dadurch ändert dieser seine Form, und erst dann kann die Glukose (zusammen mit dem Natrium) durch die Zellwand transportiert werden. Das Natrium ist sozusagen ein Schlüssel, der diese Tür für die Glukose aufsperrt. Für den Fruchtzucker (Fruktose) ist z. B. der GLUT-5-Transporter zuständig, für den Traubenzucker (Glukose) SGLT-1. Wobei diese beiden Transportproteine die Zucker nur vom Speisebrei in die Zellen des Dünndarms transportieren. Der GLUT-2 transportiert dann die Zucker wieder aus der Zelle und gibt sie ins Blut ab.

Diese Transportproteine sind aber keine fixen Konstanten, d. h. sie werden abhängig von ihrer Notwendigkeit, der Tageszeit und dem Alter produziert. Ist zum Beispiel viel Fruktose im Speisebrei, so wird ein spezielles Gen aktiv (es heißt SLC2A5), das dafür sorgt, dass GLUT-5 produziert werden. Auch der Ort in der Zellwand ist nicht fixiert, diese Transporter können ihre Position ändern (man nennt das „translozieren"). Wenn also sehr viel Fruktose gegessen wird, translozieren GLUT-2 auf die andere Zellwand und helfen dem GLUT-5 dabei, Fruktose aus dem Speisebrei aufzunehmen. Das ist ein sehr flexibles und

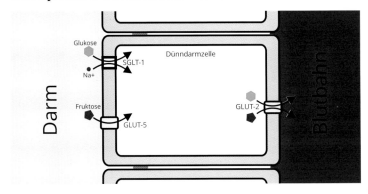

Abb. 5.

Aufnahme von Fruktose und Glukose über den Dünndarm

damit effizientes System. Der Körper reagiert extrem flexibel auf die zugeführte Nahrung, indem er die entsprechenden Absorptionsmechanismen startet und so dafür sorgt, dass ein Maximum an Energie aus der Nahrung aufgenommen werden kann.

Klingt alles recht logisch und gut erforscht. Wir haben aber ein Problem: Über die Aufnahme von Zuckern, Zuckeralkoholen und anderen Kohlenhydraten wissen wir genau genommen relativ wenig. Von den Aufnahmevorgängen der Stoffe, die die 14 uns bekannten GLUT-Transporter durch Zellwände schleusen, kennen wir nur einen Bruchteil. Auch sind noch viele andere Fragen diesbezüglich offen. Zum Beispiel können elf der Transporter Glukose transportieren – allerdings nur im Laborversuch. Ob es auch im lebenden Körper so ist, wissen wir noch nicht. Ganz abgesehen davon, dass diese Versuche oft mit nicht-menschlichen Zellen gemacht werden und wir nicht wissen, ob eine menschliche Zelle gleich reagiert. Wie Zuckeralkohole über diese Transporter aufgenommen werden und ob und wenn ja, wie sie sie blockieren, ist ebenfalls nicht bekannt. Bleibt also viel Forschung für die kommenden Jahrzehnte.

Was wir abschließend festhalten können ist, dass es Enzyme und Transporter gibt, die uns dabei helfen, wichtige Nährstoffe aufzunehmen. Sie sind sehr flexibel und werden durch verschiedene Faktoren wie Nahrungszusammensetzung oder die Psyche beeinflusst. Gewisse Transporter, Enzyme und psychische Faktoren spielen eine wichtige Rolle bei Fruktoseintoleranz und Co. Welche das im Speziellen sind und wie wir unser Verständnis darüber für die Behandlung unserer Intoleranzen nützen können, werden wir uns bei den einzelnen Intoleranzen genauer anschauen.

Diagnose einer Intoleranz/Allergie

Wenn man den Verdacht hat, an einer Nahrungsmittel-Intoleranz oder Nahrungsmittel-Allergie zu leiden, sollte man keinesfalls einfach eine Diät beginnen. Man sollte zuerst für ca. zwei Wochen ein Ernährungs- und Symptomtagebuch führen. Darin vermerkt man penibel genau, was man wann gegessen

Info

Es gibt auch Symptomtagebücher für Smartphones. Mehr dazu im Netz auf: symptom-tagebuch.com.

und getrunken hat und welche Symptome aufgetreten sind. Man sollte keinesfalls versuchen, Verbindungen zwischen Essen und Symptomen herzustellen. Solche Selbstdiagnosen gehen meistens schief, da man für die Auswertung eines solchen Tagebuchs viel Wissen und Erfahrung benötigt. Wie wir später sehen werden, können die Symptome manchmal erst viele Stunden nach dem Verzehr eines Nahrungsmittels auftreten. Wenn Sie zwischenzeitlich etwas anderes – Harmloses – gegessen haben, beschuldigen Sie möglicherweise das falsche Nahrungsmittel und kommen so auf die falsche Fährte. Derlei Dinge gibt es einige zu beachten, weshalb Sie das – für Ihr eigenes Wohlergehen – besser einem Profi überlassen sollten.

Nach ca. zwei Wochen des Mitprotokollierens sollte also Ihr Arzt oder Ökotrophologe (Diätologe) in Absprache mit Ihrem Arzt die Auswertung vornehmen und gewisse Tests machen. Bei Allergien sind das Blut- oder Hauttests, bei den meisten Nahrungsmittel-Intoleranzen sind es Atemtests. Bei der Histaminintoleranz ist die Diagnose etwas komplexer (Seite 54), auch weil keine Laborparameter zur Verfügung stehen, um eine eindeutige Diagnose zu erstellen.

H2-Atemtest

Für Laktose- und Fruktoseintoleranz sowie für die Abklärung einer Dünndarmfehlbesiedelung stehen H2-Atemtests zur Verfügung. Wir haben schon oft gehört, dass die Bakterien im Darm gewisse Stoffe, die dort unverdaut ankommen, verstoffwechseln und dabei Gase erzeugen. Genau das macht sich dieser Test zunutze. Denn die Bakterien erzeugen auch Wasserstoff (H_2). Dieser ist so klein, dass er durch den Darm ins Blut diffundiert und dann über die Lunge ausgeatmet wird. Sie sollten vier Wochen vor dem Test weder Antibiotika genommen, noch Probiotika-Kuren oder andere die Darmbakterien beeinflussende Kuren gemacht haben. 24 Stunden vor dem Test sollten Sie keine schwer verdaulichen Speisen essen, dazu gehören auch Ballaststoffe und blähende Nahrungsmittel wie Kohlgemüse, Bohnen oder Laucharten. Direkt vor dem Test müssen Sie fasten, d. h. Sie dürfen für 12–14 Stunden nichts essen und nur stilles Wasser trinken. Sie dürfen auch für mindestens zwölf Stunden nicht rauchen, da das Kohlenmonoxid, das Raucher ausatmen, den Wasserstoffsensor des Testgerätes aktiviert. Ebenso sollte man auf Sport direkt vor dem Test verzichten. Atemtests werden in der Früh gemacht, weil das Fasten über Nacht einfacher ist als am Tag. Sie sollten am Morgen vor dem Test – entgegen der im Netz verbreiteten Empfehlung – sehr wohl Zähne putzen! Sie sollten aber keine Zahncreme verschlucken, kein Mundwasser und keine Haftcreme verwenden und nach dem Putzen den Mund sehr gründlich mit Wasser ausspülen. Nur durch diese genaue Vorbereitung kann der Atemtest ein aussagekräftiges Ergebnis liefern.

Beim Test selbst pusten Sie – wie bei einem Alkotestgerät der Polizei – in ein Röhrchen. Die Werte dieser Messung werden in ppm angegeben, also parts per million (Teile pro Million oder auch mg/l). Der erste Wert ist der Ausgangswert (Basalwert). Sie bekommen dann eine Flüssigkeit, die die Testsubstanz enthält, zu trinken und müssen – je nach Test – alle 10–30 Minuten wieder in das Röhrchen pusten. Diese Werte werden, wie auch Ihre auftretenden Symptome, in einer Tabelle verzeichnet. Steigt einer der Werte (oder zwei aufeinanderfolgende Werte) über 20 ppm über den Basalwert, ist der Test positiv (außer beim SIBO-Test mit Laktulose). Nach zwei bis drei Stunden ist der Test normalerweise vorbei, es kann aber sein, dass der Test auf bis zu vier Stunden verlängert werden muss. Sie sollten also ausreichend Zeit einplanen. Sollte der Test positiv ausfallen, werden Sie auch Symptome verspüren. Schon allein deshalb sollten Sie sich an diesem Tag freinehmen!

Da es im Netz viele Gerüchte über Atemtests gibt, wollen wir uns noch schnell anschauen, was bei den verschiedenen Testsubstanzen und den Auswertungen zu beachten ist.

Tab. 1

H2-Atemtests, die Menge der verwendeten Testsubstanz und Dauer des Tests

Suche nach	Testsubstanz	Menge	Pust-Intervall	Dauer des Tests
Laktoseintoleranz	Laktose	25-50 g	15 oder 30 Min.	2 Stunden*
Fruktoseintoleranz	Fruktose	25 g	15 oder 30 Min.	2 Stunden*
DDFB	Glukose	50 g	10-20 Min.	3 Stunden
DDFB	Laktulose	10 g	10-20 Min.	3 Stunden

Sind die Werte nach 2 Stunden maximal 10-20 ppm über den Basalwert gestiegen, sollte der Test auf 4 Stunden verlängert werden.

H2-Test: Laktose-/Fruktoseintoleranz

Die Meinungen zur Durchführung – Dauer des Tests, Substanzmenge, Pust-Intervall – gehen stark auseinander; man weiß mittlerweile aber, dass (1) bei Fruktose besser 25 statt 50 g verwendet werden, weil 50 g auch bei gesunden Personen positive Testergebnisse bringen, dass (2) nach 90–180 Minuten die meisten Symptome auftreten, und dass (3) ab 90 Minuten mit einem Anstieg zu rechnen ist, der bei 150 Minuten meistens seine Spitze erreicht. Wir wissen auch, dass (4) nach ca. vier Stunden bei positivem Befund gern Durchfall auftritt. Auch wenn nicht alle 15 Minuten gemessen wird, ist der Test noch zulässig. Man konnte zeigen, dass sogar nur vier Messungen bei 0, 90, 120 und 180 Minuten für eine richtige Diagnose ausreichend sind. Genauer sind aber Messungen alle 30 Minuten. Wir haben vorhin (Seite 19) von der Dünndarmfehlbesiedelung (kurz: DDfB oder SIBOS) gehört. Man kann mit dem Fruktose-Atemtest auch eine solche DDFB bestimmen. Dann muss aber alle zehn Minuten gepustet werden. Gibt es einen sogenannten Doppelpeak, d. h. steigen die ppm-Werte nach kurzer

Abb. 6.

Beispiel eines H2-Atemtests mit Fruktose. Zu beachten ist, dass die Messung mit vier Messpunkten (gelbe Linie) im Vergleich zur häufigen Messung (orange Linie) zwar die intestinale Fruktoseintoleranz (iFI) diagnostiziert, aber keine Aussage zu einer Dünndarmfehlbesiedelung (DDFB) treffen kann.

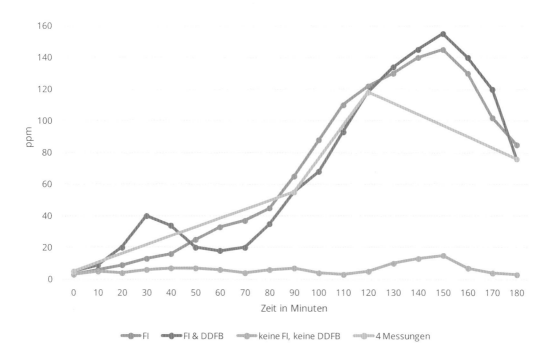

Zeit an, fallen dann ab und steigen später wieder an, kann man von einer Dünndarmfehlbesiedelung und einer Fruktoseintoleranz ausgehen. Bei einem H2-Atemtest auf Fruktose empfiehlt es sich also, in den ersten 60 Minuten alle 10–15 Min. zu pusten, danach alle 20 bis 30 Minuten.

H2-Test bei DDFB

Auch für DDFB gibt es einen eigenen Test. Man nimmt hierfür Glukose oder Laktulose als Testsubstanz. Die Testsinterpretation ist hier aber unterschiedlich.

Bei Laktulose: Ist der Wert nach 90 Minuten schon um mehr als 20 ppm angestiegen bzw. höher als die Werte nach 120 oder 180 Minuten, ist eine Dünndarmfehlbesiedelung anzunehmen. Bei Glukose: Hier gilt generell ein Anstieg von mehr als 20 ppm zum Ausgangswert als positiver Befund. Glukose wird sehr schnell aufgenommen und erreicht oft gar nicht die hinteren Abschnitte des Dünndarms, weshalb der Laktulosetest zur Diagnose einer DDFB vorgezogen werden sollte.

Probleme des H2-Tests

Und dann gibt es da noch die Non-Responder. Etwa 10 % der Bevölkerung sind sogenannte Non-H2-Producer. Sie besitzen Bakterien, die den entstandenen Wasserstoff sofort verstoffwechseln. Dadurch kommt er nicht in die Atemluft und kann nicht gemessen werden. Da die Diagnosestellung aber auch mit Hilfe der Symptomatik erfolgt, können auch diese Patienten diagnostiziert werden. Treten im Lauf des Tages starke Symptome auf, ist der Test also trotz nicht ansteigender Wasserstoffwerte ebenfalls positiv. Daher ist es so wichtig, die Symptome an diesem Tag zu dokumentieren und gegebenenfalls dem Arzt sofort mitzuteilen. Eigentlich sollte man zusätzlich zum Wasserstoff auch Methan in der Atemluft messen, da man so die Non-Responder erkennen kann. Da diese Testgeräte aber kostspieliger sind, werden diese Tests in der Praxis sehr selten gemacht.

Sehr oft muss man mehrere Atemtests machen. Dabei ist wichtig, dass mindestens zwei Wochen zwischen den Tests vergehen, damit sich der Darm wieder erholen kann. Werden die Tests zu knapp hintereinander ausgeführt, können falsche Ergebnisse die Folge sein.

Wie vorhin beschrieben, sollten Sie beim Atemtest in ein Testgerät pusten, das ähnlich wie ein Alkotestgerät der Polizei aussieht. Es gibt auch Tests, bei denen man einen Beutel aufpustet, der dann verschlossen und per Post in ein Labor gesendet wird. Das System gibt es als Selbsttest für zu Hause, aber auch Arztpraxen verwenden es manchmal. Solche Tests gelten als unsicher und sollten nicht gemacht werden.

Sie sehen, es ist nicht ganz leicht, so einen Test richtig durchzuführen, auszuwerten und zu interpretieren. Daher sollten das nur Ärzte machen, die sich gut damit auskennen. Auswertungen von Testergebnissen durch Benutzer in Internetforen sind daher natürlich nicht sinnvoll.

Andere Heil- und Testverfahren

Es gibt mittlerweile alle möglichen Testverfahren am Markt, die wenigsten davon sind aber als seriös oder sinnvoll einzustufen. Die Unzufriedenheit mit der medizinischen Versorgung, die Skepsis vor Ärzten, der Schulmedizin und ihren Tabletten, unkritische und reißerische Berichte in den Medien, Empfehlungen von unqualifizierten Personen in sozialen Medien, die steigende soziale Identifikationsmöglichkeit mit einer bestimmten Erkrankung und gutes Marketing von Anbietern von Heimtests haben dazu geführt, dass immer mehr solcher Testverfahren propagiert werden. Diese Tests sind natürlich auch ein gutes Geschäft. Vor allem mit der Unzufriedenheit, der Faulheit und der Angst der Menschen lässt sich immer gut Geld verdienen. Wenn ich starke und andauernde Symptome habe, wenn ich statt ein Symptomtagebuch für zwei Wochen zu führen, zwei oder drei Atemtests zu machen und mich mit meiner Ernährung auseinandersetzen zu müssen, einfach zu Hause ein paar Tropfen Blut abnehmen kann und dann einige Tage später einen Brief zugeschickt bekomme, der mir sagt, ich solle einfach auf Äpfel, Schweinefleisch und Bananen verzichten, damit es mir gleich wieder gut geht, so ist klar, dass ich mich lieber für die zweite Variante entscheide. Ich habe hier einen sogenannten IgG4-Test beschrieben, den wir vorhin schon kennengelernt haben. Diese Tests arbeiten zwar mit wissenschaftlichen Methoden, d. h. mit realen und teilweise wiederholbaren Messdaten, aber die Interpretation der Ergebnisse ist irreführend. Das Problem ist, dass keine Unterscheidung von Gesunden und Erkrankten möglich ist, ein Nachweis von IgG4 sagt eigentlich nur aus, dass man dieses Nahrungsmittel schon mal gegessen hat. Falsch-positive Befunde bei Gesunden sind oft die Folge und damit eine unnötige Diät oder Lebensqualitätsminderung. Tatsächlich gibt es keine einzige Studie, die die Validität dieser Tests zeigt – und das, obwohl es diese Tests seit ca. 30 Jahren gibt. Zwar gibt es einige Studien, die von den Herstellern auch gern zitiert werden, doch diese sind meistens ohne Kontrollgruppe gemacht worden oder stehen wegen anderer methodologischer Probleme in der Kritik. Manchmal interpretieren die IgG-Test-Befürworter die Aussagen der Studien auch einfach um.

Sollten Sie Ihre Diagnose auf Grund eines solchen Tests bekommen haben, rate ich Ihnen, das Ergebnis zu vergessen und eine auch von allergologischen Fachgesellschaften empfohlene Abklärung Ihrer Problematik in Angriff zu nehmen.

Es gibt auch andere Testverfahren, die teilweise von Heilpraktikern und auch Ärzten angewendet werden, denen aber eine wissenschaftliche Grundlage bzw. andere Variablen zur Validität fehlen. Hierzu gehören Stuhltests auf Glutenintoleranz, Auspendeln, kinesiologische Verfahren, Haaranalysen, Spucke-Analysen, Blutgruppen, Akupunktur, schamanistische Rituale, Gesichtsdiagnostik oder Handauflegen. Diese Methoden erkennen echte Allergien oder Unverträglichkeiten nicht, dafür finden Sie oft „Überempfindlichkeiten" – übrigens auch bei nachweislich gesunden Kontrollpersonen. Nicht selten versprechen Anbieter solcher Diagnoseverfahren gleich noch die Heilung von der gefundenen Unverträglichkeit. Bei solchen Aussagen, vor allem wenn Ihnen gleich noch eine Heilung versprochen wird, sollten Sie immer hellhörig werden und den Hausverstand einschalten.

Von all diesen Tests und Testmethoden raten alle allergologischen und gastroenterologischen Fachgesellschaften ab. Ich habe selbst im Rahmen einer Blogserie einige solcher Tests über mich ergehen lassen und kann aus eigener Erfahrung sagen: Hände weg davon!

Laktoseintoleranz

Laktoseintoleranz bezeichnet die Unfähigkeit des Organismus, Milchzucker (Laktose) richtig zu verdauen. Milchzucker ist ein Zweifachzucker und kommt in der Natur nur in Milch von Säugetieren (nicht in Pflanzen oder anderen Nahrungsmitteln) und damit in vielen – aber nicht allen – Milchprodukten vor. Laktose wird im Dünndarm durch ein Enzym, die sogenannte Laktase, in zwei Einzelzucker (Galaktose und Glukose) gespalten, die dann über Transportproteine aufgenommen werden können. Die Laktase sitzt an den Darmzotten des Dünndarms. Bei Personen mit Laktoseintoleranz fehlt dieses Enzym ganz oder teilweise, d. h. der Milchzucker kann nicht aufgespalten und damit nicht im Dünndarm resorbiert werden. Darmbakterien im Dickdarm verarbeiten dann den Milchzucker weiter und bilden dabei Wasserstoff (H_2), kurzkettige Fettsäuren und Gase wie CO_2 oder Methan. Mit Hilfe des Wasserstoffs (der übrigens keine Symptome verursacht) ist es möglich, Laktoseintoleranz über einen schmerzfreien

Abb. 7

Mechanismus der Laktoseintoleranz. Das Enzym Laktase spaltet den Zweifachzucker Laktose in seine beiden Zucker Glukose und Galaktose auf. Diese Einfachzucker können dann aufgenommen werden. Ist keine Laktase vorhanden, wandert die Laktose weiter in den Dickdarm. Schematische Darstellung, vergleiche mit Abb. 5 auf Seite 34.

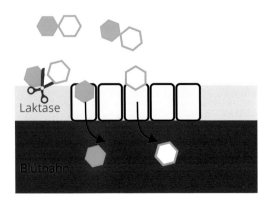

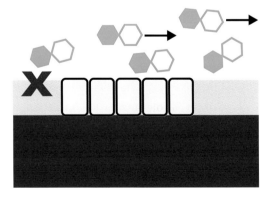

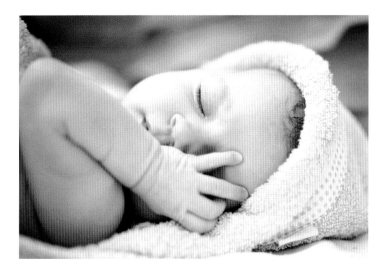

Atemtest (H_2-Atemtest, Seite 36) zu diagnostizieren, denn der
Wasserstoff diffundiert ins Blut und wird über die Lunge ausgeatmet. Das CO_2 bleibt im Darm und verursacht Blähungen,
die kurzkettigen Fettsäuren ändern die osmotischen Verhält-
nisse im Darm und führen zum Eindringen von Flüssigkeit in
den Darm. Wässriger Durchfall ist die Folge.

Die Mengen an Laktose, die vertragen werden, sind individuell sehr unterschiedlich. Meist liegen sie jedoch bei 1 g
pro Tag. Über 20 % der Patienten mit Fruktoseintoleranz leiden auch an Laktoseintoleranz. Sollten Sie also bisher nur auf
Fruktoseintoleranz und noch nicht auf Laktoseintoleranz getestet worden sein, sollten Sie dies auf jeden Fall mit Ihrem
Arzt absprechen. Laktoseintoleranz geht andererseits in etwa
80 % der Fälle auch mit Fruktosemalabsorption einher. Auch
Zöliakie- und Glutenintoleranzpatienten leiden meistens zusätzlich an (oft einer temporären) Laktoseintoleranz. Wir haben die Rezepte am Ende dieses Buchs daher so gestaltet, dass
sie nicht nur fruktosearm und laktosefrei, sondern großteils
auch glutenfrei sind oder glutenfrei adaptiert werden können.

Ist Laktoseintoleranz nur eine sekundäre Begleiterschei-
nung der Fruktoseunverträglichkeit oder die Folge einer anderen
reversiblen Darmschädigung, also eine sogenannte temporäre
Laktoseintoleranz, besteht eine große Chance, dass sie aus-
heilt. Das dauert seine Zeit und funktioniert nur, wenn man die
primäre Intoleranz durch diätische Maßnahmen im Griff hat.

Primäre Form

- Genetisch bedingt. Tritt meistens nach der Pubertät auf. Ist nicht reversibel. Die auch ethnische oder adulte Form genannte Variante ist die weltweit häufigste Form.
- Entwicklungsbedingt. Tritt bei Säuglingen (Frühgeborenen) auf, die noch keine Laktase produzieren. Bildet sich noch im Säuglingsalter zurück.
- Kongenitaler Laktasomangel. Sehr seltene, genetische Form.

Sekundäre Form

- Geschädigte Dünndarmschleimhaut. Durch Medikamente, Erkrankungen oder andere Faktoren wird die Darmschleimhaut geschädigt, wodurch keine Laktase mehr produziert wird. Kann sich zurückbilden, wenn die Ursache der Schädigung beseitigt wurde.

Vor allem eine konsequente Karenzphase ist von Vorteil! Ist die Laktoseintoleranz allerdings genetisch bedingt, wird sie nicht ausheilen. Die genetische Laktoseintoleranz lässt sich durch einfache Blutabnahme oder einen Wangenabstrich bestimmen. Diese Gentests sind aber nur Zusatztests. Mit einem Gentest allein kann man keine Laktoseintoleranz diagnostizieren.

Ist Laktoseintoleranz eine Krankheit?

Muttermilch ist die Nahrung für sehr junge Säugetiere, also Säuglinge. Erwachsene Tiere trinken keine Milch und haben daher auch keine Notwendigkeit, Milchzucker aufzuspalten. Da der Mensch nun einmal ein Säugetier ist, verhält es sich bei ihm gleich. Erwachsene Menschen können keinen Milchzucker aufspalten. Nun ist es aber so, dass wir Europäer (und alle, die von uns abstammen) sowie einige andere Völker sehr wohl als Erwachsene Laktose verdauen können. Warum ist das so?

Wir wissen mittlerweile, dass der nordeuropäische Mensch vor ca. 7.500 Jahren die Fähigkeit entwickelt hat, Laktose auch im Erwachsenenalter zu spalten. Das ging mit der beginnenden Viehzucht einher. Im Norden Europas gibt es vor allem im Herbst und Winter wenig Sonneneinstrahlung. Vitamin D, das u. a. auch für den Knochenaufbau (Stichwort Kalziumresorption) oder für das Immunsystem wichtig ist, kann aber nur mit genügend Sonneneinstrahlung gebildet werden, und es benötigt Vorstufen, die über die Nahrung aufgenommen werden müssen. Milchkonsum ist dafür eine gute Möglichkeit, da Milch relativ große Mengen dieser Vorstufen enthält und in Massen konsumiert werden kann. Es gibt auch andere Nahrungsmittel mit solchen Vorstufen. Avocados enthalten beispielsweise mehr als Milch, aber für den Tagesbedarf müsste man 400 g Avocado essen. Der steinzeitliche Mensch in Europa hatte keinen Zugang zu Avocados, 450 ml Milch sind da schon einfacher zu trinken. Auch einige Fischarten wie Lachs oder Aal sowie einige heimische Pilze haben ähnlich hohe Vitamin-D-Mengen. Lebertran – der aus der Leber von Haien und anderen Fischen gewonnen wird und mittlerweile ethisch nicht mehr vertretbar ist – enthält am meisten. Mit dem Konsum von nur 0,06 g erhält man die empfohlene Tagesdosis. Wir sehen also, dass in Mitteleuropa im Winter Milchkonsum die einfachste Variante war, Vitamin-D-Vorstufen zu erhalten – zusätzlich zu den anderen Vorteilen von Viehhaltung. Für Inuit oder andere nördlich des Polarkreises lebende Völker war der Verzehr von Fischleber natürlich der einfachere Weg. Somit konnte auch mit wenig Sonneneinstrahlung ausreichend Vitamin D produziert werden. Wir dürfen aber nicht davon ausgehen, die Menschen damals hätten begonnen, Milch zu trinken, um den Vitamin-D-Spiegel auszugleichen. Das war wohl eher ein Nebeneffekt, der sich positiv auf die Selektion laktosetoleranter Menschen ausgewirkt hat.

Diesen Effekt sehen wir auch bei anderen Beispielen. Einige afrikanische Stämme, die das ganze Jahr über genügend Sonneneinstrahlung haben, nutzen auch Milch bzw. Milchprodukte. Die Masai sind ein solcher Stamm. Wobei hier nur ca. 40 % tatsächlich Laktase produzieren, 60 % sind laktoseintolerant. Die Masai, die pro Person und Tag fast einen Liter Milch konsumieren, fermentieren die Milch aber vor dem Verzehr. Das heißt, auch laktoseintolerante Masai haben keine bzw. nur minimale Probleme damit. Trotzdem hat sich die Genvariante der Laktaseproduzierer auch bei den Masai erhalten. Ich will damit zeigen, dass weder Laktoseintoleranz eine Krankheit ist noch Laktosetoleranz der Normalzustand. Beide Variationen sind „normal", die Laktoseintoleranz kommt aber bei weniger Prozent der Weltbevölkerung vor.

Die Datenlage hierzu – in welchen Gegenden wie viele Personen laktoseintolerant sind – ist sehr schwach, d. h. wir haben keine genaue Kenntnis über die genauen Zahlen in den verschiedenen Ländern bzw. Populationen. Was wir aber wissen ist, dass in Europa 15–20 % laktoseintolerant sind, in anderen, vornehmlich sonnenreichen Gebieten bis 99 %. Wir wissen auch, dass es Möglichkeiten gibt, Milchprodukte durch Reifung auf natürlichem Weg laktosefrei zu produzieren.

Da wir in Europa und den USA mehr laktosetolerante Personen haben, richtet sich unsere moderne westliche Welt, vor allem die Lebensmittelindustrie, nach ihnen. Laktose wird, auch weil sie billig ist und eine große Lobby besitzt, in vielen Produkten verwendet. Ein Muffin, der 45 g wiegt und € 1,99 kostet, soll beispielsweise mehr Profit abwerfen. Da man ihn nicht um € 2,20, sondern weiterhin um € 1,99 verkaufen will, ersetzt man ein bisschen teures Mehl oder teuren Zucker durch günstige Laktose oder günstige Zuckersirupe. Der Muffin wiegt weiterhin 45 g und kostet weiterhin € 1,99, wirft aber mehr Profit ab, weil die Herstellungskosten gesenkt wurden. Das ist natürlich ein sehr vereinfachtes Beispiel, aber Sie sehen, worum es geht und warum Laktose manchmal in Produkten auftaucht, in denen man sie nicht erwartet. Die 15 % der Europäer, die eine Laktoseintoleranz aufweisen, müssen sich in dieser westlichen, konsum- und gewinnorientierten Welt voller Laktose zurechtfinden.

Laktose in Lebensmitteln

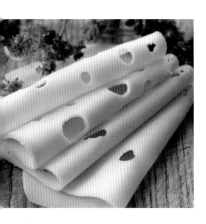

„Kann Spuren von Milchbestandteilen enthalten."
Diese Angabe findet sich auch oft auf Verpackungen, vor allem wenn aus der Zutatenliste keine Milchprodukte erkenntlich sind. Sie bedeutet, dass im Lebensmittel nur ganz kleine Mengen an Milchprodukten zu finden sind. Diese Mengen sind für Allergiker jedoch ausreichend, um Symptome hervorzurufen. Für Menschen mit Laktoseintoleranz sind diese Produkte unbedenklich, weil die enthaltene Menge an Laktose weit unterhalb der individuellen Verträglichkeitsgrenze liegt.

Mittlerweile gibt es viele Produkte, die als laktosefrei gekennzeichnet sind. Außerdem ist in der EU seit 13. Dezember 2014 die Allergenkennzeichnung verpflichtend. Auf unverpackten und auf verpackten Lebensmitteln sind gemäß Anhang II der EU-Verbraucherinformationsverordnung Stoffe oder Erzeugnisse, die Allergien oder Unverträglichkeiten auslösen können, zu kennzeichnen. Dazu zählt auch Laktose. Für laktoseintolerante Personen ist das ein großer Vorteil, weil nun bei jedem Lebensmittel – egal ob abgepackt im Supermarkt oder unverpackt beim Bäcker – ersichtlich sein sollte, ob es Milchprodukte enthält. So die Theorie. In der Praxis funktioniert das bei verpackten Lebensmitteln sehr gut, bei unverpackten kaum. In Deutschland und Österreich halten sich viele Anbieter an die Verordnung, aber in anderen EU-Staaten schaut es da eher schlecht aus. Bei verpackten Lebensmitteln muss man also auf die deutlich hervorgehobenen Zutaten achten (Milchprodukte und andere Allergene müssen unterstrichen, fett, groß geschrieben oder farblich gekennzeichnet werden).

Laktosefreie Milchprodukte

Viele Milchprodukte gibt es mittlerweile als laktosefreie Varianten. Der Markt für laktosefreie Milchprodukte steigt stetig, und so finden sich immer mehr Sorten in den Supermärkten.

Bei ihnen wurde die Laktose während der Herstellung enzymatisch oder durch Filtration aus der Milch entfernt. Das Ergebnis sind laktosefreie Milch, Joghurt, Sahne und Frischkäse.

Viele Milchprodukte sind auf Grund ihrer Herstellung von Natur aus laktosefrei, weil Bakterien während des Reifungs-

Tab. 2.

Laktosegehalte in gängigen mitteleuropäischen Milchprodukten

Laktosegehalt unter 1g/100 g – meistens verträglich	g/100 g
Bitterschokolade (80 % Kakao) - Zutatenliste lesen!	0
Brie Käse	0,5
Butter	0,1–1
Camembert Käse	0–1
Feta-Käse (45 % Fett)	0,5
Hartkäsesorten, die lange gereift sind (Gouda, Tilsiter, Bergkäse …)	0–0,5
Parmesan, Grana Padano	0
Ricotta	0,3

Laktosegehalt 1–5 g/100 g - nicht verträglich!	g/100 g
Buttermilch	4–5
Hüttenkäse	4
Joghurt - kann verträglich sein, je nach Restlaktosegehalt	<1,2–4,5
Mascarpone	2,5
Sauerrahm (15 % Fett)	3,2
Quark (Topfen) (20 % Fett)	2,7–4

Laktosegehalt über 5 g/100 g - nicht verträglich!	g/100 g
Kondensmilch	9–13
Milchpulver	35-50
Milchschokolade	9–10
Molkenpulver	73

Vergleich von Milcharten	
Büffelmilch	4,9
Eselsmilch	6,1
Frauenmilch (Muttermilch)	6,9
Kamelmilch	4,8
Kuhmilch (Voll, Halbfett, UHT, Magermilch, …)	4,7
Schafmilch	4,4
Ziegenmilch	4,2

Info

In der Nährwerttabelle finden
Sie die Angabe „Kohlenhydrate:" und direkt darunter „davon Zucker:" Wenn Kohlenhydrate 0,0 g oder < 0,1 g zu
lesen ist, dann ist das Produkt
sicher laktosefrei! Bei geriebenem Käse wird oft Stärke
beigemengt, dann kann der
Käse zwar laktosefrei sein, die
Kohlenhydratangabe ist dann
jedoch nicht 0 g! Die Angabe
„davon Zucker" spezifiziert
das. Ist sie unter 0,1 g, so ist
auch dieser Käse laktosefrei –
trotz anderer Kohlenhydratangabe.

prozesses den Milchzucker verarbeitet haben oder weil der Milchzucker aus anderen Gründen nicht mehr im Endprodukt zu finden ist. Vor allem Käse kann so auf natürlichem Weg laktosefrei gemacht werden.

Laktose in unserer Nahrung

Als laktosefrei und damit gut verträglich gelten Produkte mit weniger als 0,1 g Laktose pro 100 g Nahrungsmittel. Manche Menschen mit Laktoseintoleranz vertragen aber auch Gehalte bis 1 g pro 100 g recht gut. Tabelle 2 gibt einen kleinen Überblick. Die angegebenen Werte dienen der Orientierung, sie können wegen der unterschiedlichen Herstellungsarten durchaus variieren.

Unter dieser Bezeichnung versteckt sich Laktose

Auf abgepackten Lebensmitteln müssen, wie erwähnt, Milchprodukte oder Inhaltsstoffe, die Milchprodukte enthalten, in der Zutatenliste klar hervorgehoben werden. Das ist oft nicht ganz einfach zu erkennen. Außerdem gibt es Produkte, die so klingen, als wären sie laktosehältig, es aber gar nicht sind. Ein paar Beispiele:

Laktosehältig sind:

- Butter
- Buttermilchpulver
- Entrahmte Milch
- Kakaomasse (laktosefrei möglich)
- Kefir (laktosefrei möglich)
- Kefirpulver
- Kondensmilch
- Lactose Monohydrat
- Lactose
- Milchzucker
- Magermilch
- Magermilchpulver
- Milch
- Milcherzeugnis
- Milchpulver
- Milchzubereitung
- Molke
- Molkenerzeugnisse
- Molkenpulver
- Rahm, Sahne
- Sauermolke
- Sauermolkepulver
- Schokoladenzubereitung

- Süßmolke
- Süßmolkenpulver
- Vollmilch
- Vollmilchpulver

Laktosefrei sind:
- Butterreinfett
- Butterschmalz/geläuterte Butter /Ghee

Das fehlende Enzym einnehmen

Auch bei Laktoseintoleranz sollte man eine Karenzphase halten und währenddessen auf Laktose verzichten. Nach der Karenzphase sollte man ausprobieren, wie viel Laktose man verträgt. Meistens sind es mehr als 0 g! Außerdem gibt es die Möglichkeit, Laktasepräparate einzunehmen, um größere Laktosemengen zu vertragen. Dies ist keine Alltagslösung, sondern eine Möglichkeit, einmal auswärts zu essen oder sich im Urlaub unbeschwert zu ernähren. Das milchzuckerspaltende Enzym Laktase kann in Tabletten-, Lösungs- oder Pulverform gekauft und zum Essen eingenommen werden. Die Angabe der Laktasemenge erfolgt in einer dem Normalverbraucher unbekannten Einheit: FCC. Diese Abkürzung steht für „Food Chemicals Codex". Es handelt sich dabei um ein Maß für die Reinheit von lebensmittelchemischen Substanzen. Der FCC wurde Ende der 1950er-Jahre in den USA entwickelt. 1 g Laktose wird (unter Laborbedingungen!) von ca. 200 FCC Laktase abgebaut, das sind weniger als 20 mg Enzym. Unser Körper ist aber kein Labor, daher stimmt diese Rechnung nicht für den täglichen Gebrauch der Präparate. Das hat unterschiedliche Gründe. Zum einen deaktiviert das saure Milieu im Magen die Laktase langsam, aber sicher, zum anderen hängt die Enzymaktivität auch von der Lagerung (Zeit, Temperatur, …) ab. Und die Effektivität des Präparats hängt von der Zusammensetzung des Nahrungsbreis, vom Zeitpunkt der Einnahme usw. ab. Das heißt, eine genaue Angabe, wie viel FCC man benötigt, kann man nicht machen. Aber: Man kann diese Präparate nicht überdosieren! Das heißt, besser man nimmt zu viel als zu wenig. Auch deshalb haben sich in den letzten Jahren sehr hohe Dosierungen der Präparate durchgesetzt.

Wie viel FCC muss ich nun zu mir nehmen?

Es wird angenommen, dass man im Vergleich zum Labor etwa die fünf- bis siebenfache Menge an Laktase zuführen

Info

Laktasepräparate sind meist relativ kostenintensiv. In Deutschland und Österreich gibt es keine grundsätzliche Rückerstattung durch die Krankenkassen, aber manche Kassen haben spezielle Angebote. Nachfragen kann sich also durchaus auszahlen.

Wichtig!

Das Enzym wird ab ca. 50 bis 60 °C deaktiviert. Die Kapseln also nicht öffnen und in heiße Speisen einrühren oder im Urlaub im heißen Auto liegen lassen!

sollte, also etwa 1.000–1.500 FCC für 1 g Milchzucker. Zu einer durchschnittlichen Mahlzeit nimmt man also etwa 6.000–14.000 FCC zu sich. Überdosierungen sind nicht schädlich, aber man sollte es auch nicht übertreiben, da die Präparate nicht gerade günstig sind. Wer also 100.000 FCC pro Mahlzeit zu sich nimmt, schadet zwar der Geldbörse, nicht aber dem Körper.

Es gibt mittlerweile eine Unzahl an Herstellern, in den Apotheken werden einem meistens jedoch nur ein oder zwei Präparate angeboten. Daher sollte man immer nachfragen, ob es auch andere Produkte gibt. Generell empfiehlt sich, einige Präparate zu testen und sich dann zu entscheiden, was einem am besten zusagt. Es gibt Tabletten, Sticks, Pulver oder flüssige Laktase. Am Portal für Nahrungsmittel-Intoleranz haben wir einige dieser Produkte getestet und versuchen, die Tests immer aktuell zu halten.

Koscher und Laktoseintoleranz

Koscher/milchfrei

• Speisen mit Fleisch (nicht Fisch!) müssen laktosefrei sein.
• Speisen, die mit M, Glatt, fleischig oder parve gekennzeichnet sind, müssen laktosefrei sein.
• Bekommt man in einem jüdischen Restaurant oder im Flieger fleischiges Essen, so ist auch die süße Nachspeise laktosefrei. Kuchen oder andere Süßigkeiten werden meist mit Sojamilch zubereitet.
• Speisen, die mit einem D, dairy oder milchig, bezeichnet sind, sind nicht laktosefrei.

Eine interessante Möglichkeit, laktosefreies Essen zu bekommen, ist koscheres Essen. Koscher heißt, dass das Essen entsprechend den jüdischen Speisegesetzen hergestellt wurde. Dieses Regelwerk ist sehr komplex. Für die Laktoseintoleranz wichtig ist, dass „milchige" Speisen nicht zusammen oder einige Stunden vor oder nach „fleischigen" Speisen verzehrt werden dürfen – nicht einmal kleinste Spuren von Milchprodukten dürfen zu Fleisch verzehrt werden. Strenge jüdische Traditionen gehen noch weiter und schreiben eigene Kühlschränke und Kochtöpfe für Milchprodukte vor.

Neben „fleischigen" und „milchigen" Lebensmitteln gibt es „neutrale", die frei von Milchbestandteilen sind und zu beiden Varianten gegessen werden dürfen; sie werden als „parve" gekennzeichnet.

Da die Speisevorschriften im orthodoxen Judentum strengstens einzuhalten sind, werden die Nahrungsmittel zertifiziert. Die Zertifizierung kennzeichnet laktosefreie Speisen klar und ist somit für laktoseintolerante Menschen interessant. Eigene Zertifizierungsstellen vergeben ein Siegel, das auf der

Verpackung aufgedruckt wird. In Österreich und Deutschland ist dies meist nicht der Fall; in beiden Ländern geben die Kultusgemeinden an die Mitglieder Listen von koscheren Speisen aus.

Die „Orthodox Union" (OU) ist eine der größten Dachorganisationen orthodox-jüdischer Gemeinden und Organisationen in den USA. Ihr Symbol (ein U in einem O) wird je nach Zertifizierung mit Zusätzen versehen.

- ◆ OU-parve: weder Fleisch noch Milch; bei Laktoseintoleranz verträglich.

- ◆ OU-D (D von engl. dairy, Milch-): milchig, bei Laktoseintoleranz meist nicht verträglich; es können auch Spuren von Milchbestandteilen enthalten sein. Sicherheitshalber gilt bei diesem Symbol: nicht verträglich!

- ◆ OU-M, OU-Glatt: fleischig; bei Laktoseintoleranz verträglich.

- ◆ OU-F: „fischig", d. h. es ist Fisch enthalten. Bei Laktoseintoleranz meist nicht verträglich; auch hier gilt, dass vielleicht nur Spuren von Milchbestandteilen enthalten sind.

Es gibt eine Unzahl von koscheren Zertifizierungen. Man sieht sehr häufig statt des „U" auch ein „K" in einem Kreis. Dies ist die ebenfalls amerikanische Organisation „Organized Kashrut Laboratories". Auch hier gilt, sobald ein „D" oder das Wort „dairy" neben dem „K" auftaucht, sind Milchprodukte oder Spuren davon enthalten.

„Milchig" und „fleischig" wird von englischsprachigen Juden verstanden, da die hebräische Bezeichnung „milchig" und „fleischig" ist. In den USA haben die meisten Supermärkte eigene Abteilungen für koscheres Essen. In vielen Städten Europas gibt es ebenso koschere Supermärkte oder Restaurants.

Histaminintoleranz

Histamin ist kein Zucker, sondern ein biogenes Amin. Biogene Amine sind, vereinfacht gesagt, organische Moleküle, die in unserem Körper eine ganze Reihe wichtiger Funktionen übernehmen. Das Histamin spielt eine zentrale Rolle bei allergischen Reaktionen und Entzündungsmechanismen. Auch im Verdauungstrakt sowie bei der Steuerung des Schlaf–Wach-Rhythmus wirkt Histamin als wichtiger Regulationsfaktor.

Histamin wird im Körper gebildet, kann aber auch über die Nahrung aufgenommen werden. Nur in diesem Fall kann es zu einer Histaminintoleranz kommen. Auch andere (aber nicht alle!) biogene Amine können bei Histaminintoleranz Probleme verursachen, weshalb Nahrungsmittel mit großem Anteil anderer solcher biogener Amine ebenfalls als unverträglich gelten. Auch wenn diese Unverträglichkeit historisch bedingt „Histaminintoleranz" genannt wird, so spielen diese anderen biogenen Amine auch eine Rolle.

Eine „Fischvergiftung" oder ein „Kater" ist im Prinzip nichts anderes als eine temporäre Histaminintoleranz. Es ist dann so viel Histamin (und andere Amine) zugeführt worden, dass sogar ein gesunder Körper damit nicht mehr umgehen kann. Typische Symptome sind die Folge: Kopfschmerzen, Übelkeit, Erbrechen oder rote Flecken auf der Haut. Biogene Amine entstehen auch, wenn Nahrungsmittel reifen oder verderben, also auf diesen Lebensmitteln Bakterien leben und diese abbauen. Der Körper will natürlich verhindern, dass zu viele dieser Stoffe aufgenommen werden. Es ist daher sinnvoll, ein Enzym im Verdauungstrakt zu haben, das verhindert, dass wir täglich an einer „Fischvergiftung" leiden, und es uns so ermöglicht, Nahrungsmittel einige Tage aufzubewahren.

Über die Nahrung aufgenommenes Histamin wird im Dünndarm hauptsächlich durch das Enzym Diaminoxidase (DAO) abgebaut. DAO enthält Kupfer und benötigt Vitamin B6, um zu funktionieren. Es gibt aber noch einen zweiten Abbauweg mit Hilfe des Enzyms Histamin-N-Methyltransferase (HNMT). Durch die Bildung dieser Enzyme in der Dünndarmschleimhaut geht man, wie bei der Laktoseintoleranz, von einer sekundären und einer primären Form aus. Bei der sekundären Histaminintoleranz wurde die Dünndarmschleimhaut durch Faktoren wie Krankheiten oder Arzneimittel geschädigt und kann daher nur eingeschränkt Enzyme produzieren. Sind diese Faktoren beseitigt und der Darm kann abheilen, so sollte auch die Histaminintoleranz wieder verschwinden. Bei der primären Form wäre ein genetischer Faktor beteiligt (den wir aber noch nicht kennen).

Auch das Blockieren der Enzyme kann eine Rolle spielen. Gewisse Medikamente und Alkohol stehen in Verdacht, sie zu blockieren und damit die Histaminintoleranz zu verstärken.

Enzymmangel, zu starke Histaminfreisetzung bzw. -zufuhr und das Blockieren der Enzyme sind somit die drei Faktoren, die grundsätzlich die Histaminintoleranz ausmachen.

Symptome der Histaminintoleranz

In einer Umfrage des Portals für Nahrungsmittel-Intoleranz unter 141 Betroffenen wurde folgende Verteilung von Symptomen gefunden: Kopfschmerzen (38 %), Flush (Hautrö-

Abb. 8.

Häufigkeit der Symptome bei Histaminintoleranz

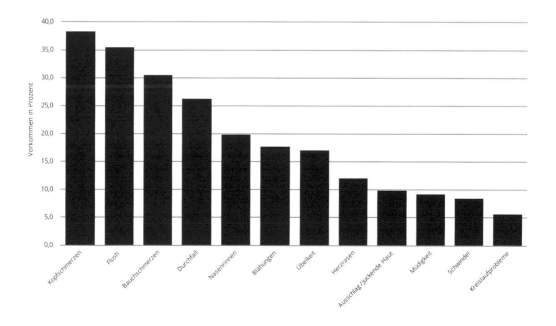

tungen im Gesichts- und Halsbereich (36 %;), Bauchschmerzen (31 %), Durchfall (26 %), Nasenrinnen beziehungsweise Nasenschleimhautschwellung (19 %), Blähungen und Übelkeit (17 %) und Herzrasen (12 %). Weniger oft, aber immer noch in mehr als 5 % der Fälle, kamen Ausschlag, juckende Haut, Müdigkeit, Schwindel und Kreislaufprobleme vor.

Man findet im Internet Dutzende andere Symptome, die der Histaminintoleranz zugeschrieben werden. Die meisten davon werden von den allergologischen Fachverbänden bezweifelt.

Die Symptome treten bei der Histaminintoleranz hauptsächlich innerhalb der ersten Minuten bis vier Stunden nach dem Verzehr histaminreicher Nahrung auf. Einige wenige Patienten (ca. 10 %) berichten auch von Symptomen innerhalb von 24 Stunden, wobei hier meist nicht klar ist, ob es sich um Nachfolgesymptome oder andere Ursachen handelt.

Diagnose der Histaminintoleranz

Auch bei der Histaminintoleranz sollte vor allen anderen Untersuchungen für ca. zwei bis vier Wochen ein Ernährungs- und Symptomtagebuch geführt werden, das der behandelnde Arzt auswertet. Da der Histaminintoleranz viele Symptome zugeschrieben werden, hat die breite Differenzialdiagnostik der Arzt durchzuführen. Das heißt, Ihr Arzt muss viele andere Erkrankungen ausschließen, die ähnliche Symptome hervorrufen können. Dazu gehören Hauterkrankungen wie die Urtikaria, chronisch entzündliche Darmerkrankungen, andere Intoleranzen, Allergien und vor allem Mastozytose (Seite 60).

Da wir die Enzyme DAO und HNMT zum Abbau haben, könnte man vermuten, dass die Menge der Enzyme im Blut als Diagnoseverfahren herangezogen werden könnte. Das funktioniert aber leider nicht. Man hat auch versucht, die Aktivität der DAO – also nicht die Menge – als Diagnose-Faktor zu etablieren. Ebenfalls mit mäßigem Erfolg. Man hat nämlich festgestellt, dass die Aktivität der Enzyme in der Dünndarmschleimhaut nicht mit der Menge oder Aktivität im Blut zusammenhängt. Auch Messungen über den Urin oder den Stuhl haben sich als nicht aussagekräftig erwiesen. Manche Ärzte machen solche Blutuntersuchungen trotzdem noch zusätzlich, weil es bis vor kurzem noch üblich war. Wenn diese Blutuntersuchungen nicht allein zur Diagnosefindung herangezogen werden, sondern Teil des großen Diagnose-Puzzles sind, dann ist nichts dagegen einzuwenden.

Damit bleibt, nach aktuellem Stand, nur eine rein klinische Diagnose für die Histaminintoleranz übrig, da es (noch) keine verlässlichen Laborparameter gibt. Sinnvolle Laborparameter, die man zusätzlich bestimmen kann, wären Kupfer und Vitamin B6. Da die DAO diese beiden Stoffe benötigt, sollte Ihr Arzt deren Werte im Blut untersuchen lassen und gegebenenfalls substituieren. Ist nämlich zu wenig davon da, kann die DAO nicht gebildet werden bzw. nicht richtig funktionieren. Eine leichte Histaminintoleranz kann allein dadurch schon merklich verbessert werden.

Diagnose HIT

Histaminintoleranz (HIT) kann nicht über Heimtests (Blut, Stuhl, Urin) diagnostiziert werden!

Diagnoseweg

Der Arzt wertet das Ernährungs- und Symptomtagebuch aus (1) und führt nach einem ausführlichen Gespräch (2) verschiedene Tests durch (3), um andere Erkrankungen auszuschließen. Dabei ist wichtig zu beachten, dass die Symptome der Histaminintoleranz meist innerhalb von vier Stunden

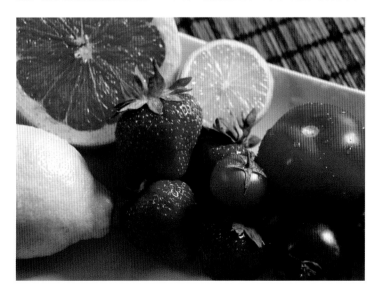

Einige Nahrungsmittel, sogenannte „Histaminliberatoren", können körpereigenes Histamin freisetzen.

Tabellen

Am Ende dieses Buches finden Sie Tabellen zur Verträglichkeit vieler Nahrungsmittel.

nach der Nahrungsaufnahme auftreten. Dann folgt eine Ernährungsumstellung (Karenzphase, Testphase, Dauerernährung) (4), die wieder mit Symptomtagebuch begleitet wird und wobei bestimmte Medikamente möglicherweise umgestellt werden müssen, da einige Medikamente in Verdacht stehen, den Histaminabbau zu beeinflussen. Natürlich darf eine solche Umstellung keinesfalls auf eigene Faust erfolgen! Im Zuge dieser Austestung kann man auch Antihistaminika nehmen (5), um zu testen, ob diese einen Einfluss auf die Symptomatik haben. Möglich ist auch eine unter ärztlicher Aufsicht durchgeführte Provokation (6) mit oral zugeführtem Histamin, wobei dies praktisch kaum durchgeführt wird. Meist ist schon nach der Umstellung der Ernährung die Diagnose klar.

Was kann man essen, was nicht?

Web & APP Tipp
Auf www.nmidb.de können Sie die Verträglichkeit von Nahrungsmitteln bezüglich Histaminintoleranz (und anderer Intoleranzen) in Tabellen nachschauen und finden Links zu Apps für Histaminintoleranz.

Es gibt Nahrungsmittel, die an sich geringe Mengen an Histamin enthalten, allerdings körpereigenes Histamin freisetzen können. Folgende Lebensmittel gelten beispielhaft als derartige „Histaminliberatoren" und sind deshalb – vor allem in der Karenzphase – als nicht verträglich einzustufen: Erdbeeren, Zitrusfrüchte, Tomaten, Kiwi oder Ananas.

Alkoholische Getränke, vor allem Rotwein, gelten als mit Histamin belastet beziehungsweise als DAO-Blockierer und daher ebenfalls als schlecht verträglich. Andere Lebensmittel können mal hohe, mal geringe Histaminwerte haben, mal hohe, mal weniger hohe Gehalte an anderen biogenen Aminen oder zusätzlich noch als Histaminliberatoren wirken. Diese Lebensmittel gelten daher ebenfalls als schlecht verträglich. Dazu gehören z. B. Schokolade, Kakao, Rohwürste, Speck und Räucherwürste. Obst und Gemüse sind generell gut verträglich, lediglich verarbeitete Produkte (z. B. Sauerkraut oder in Essig eingelegtes Gemüse) gelten als schlecht verträglich. Dessen ungeachtet, gibt es auch Obst- und Gemüsesorten, die als unbekömmlich gelten, weil sie tendenziell hohe Werte anderer biogener Amine aufweisen. Dazu zählen Spinat, Banane, Ananas, Papaya, Himbeere, Birne, Hülsenfrüchte und einige Nüsse.

Neben den üblichen Problemen wie der individuellen Verträglichkeit spielt bei Histaminintoleranz die Lagerung der Nahrungsmittel eine große Rolle. Das sei an folgendem Beispiel gezeigt:

- Fangfrischer Fisch ist histaminarm und verträglich.

- Ungekühlt gelagert, wird derselbe Fisch einige Stunden später histaminhaltig.

- Noch ein paar Stunden später wird er stark mit Histamin belastet und unverträglich sein.

Frische Produkte sind bei Histaminintoleranz daher immer zu bevorzugen.

Ganz schön kompliziert!

Wenn Sie nun meinen, das Ganze sei viel zu kompliziert, um jemals wieder normal essen und leben zu können, kann ich Sie verstehen. Man muss schon ein Ernährungsexperte sein, um hier noch den Durchblick zu haben. Aber keine schlechte Nachricht ohne gute: Ganz so schlimm ist es nicht!

Wir haben in einer großen Studie 109 Lebensmittel nach ihrer individuellen Verträglichkeit beurteilen lassen. Der daraus entstandene Verträglichkeitsindex bietet den Vorteil, dass er die Nahrungsmittel in der für sie typischen Lagerungszeit und im durchschnittlichen Verarbeitungszustand bewertet. Wir haben die Ergebnisse dieser Studie dann mit Verzehrempfehlungen und anderen wissenschaftlichen Daten abgeglichen und konnten so eine Tabelle erstellen, die viele Nahrungsmittel bezüglich ihrer Verträglichkeit bewertet. Diese Studie wurde in Form eines Projekts weitergeführt, und das Ergebnis ist eine ständig wachsende Datenbank (www.nmidb.de) mit hunderten Nahrungsmitteln, die bezüglich ihrer Verträglichkeit bewertet sind.

Himbeeren, grüne Bohnen und Papaya gelten bei Histaminintoleranz als schlecht verträglich. In unserer Studie hat sich

Nahrungsmittel	Karenzphase	Dauerernährung
Broccoli	●	●
Chicorée	●	●
Chinakohl	●	●
Endiviensalat	●	●
Feldsalat (Vogerlsalat)	●	●
Fenchel	●	●
Frischer Mais, gegart	●	●
Gurke (Salatgurke)	●	●
Heidelbeere	●	●
Hühnerfleisch (ohne Haut)	●	●
Kartoffel	●	●
Kopfsalat	●	●
Kürbisse	●	●
Löwenzahnblätter	●	●
Möhre (Karotte)	●	●
Reis	●	●
Rindfleisch	●	●
Rotkohl	●	●
Spargel	●	●
Süßkartoffel	●	●
Wirsing	●	●
Zucchini	●	●
Zuckermelone	●	●

Tab. 3.
Einige gut verträgliche Nahrungsmittel bei Histaminintoleranz

TIPP
Eine alphabetische Tabelle mit vielen Nahrungsmitteln und ihren Verträglichkeiten finden Sie ab Seite 217.

dies nicht bestätigt, im Gegenteil, gerade Papayas wurden nach der Karenzzeit als manchmal verträglich eingestuft. Auch Zitrusfrüchte scheinen besser verträglich zu sein, als bisher angenommen. Das liegt vermutlich an der Verzehrmenge. Trotz aller Tabellen ist der wichtigste Satz (nicht nur bei Histaminintoleranz): Achten Sie immer auf Ihre individuelle Verträglichkeit und behalten Sie im Hinterkopf: „Die Dosis macht das Gift!" Tabellen und Listen können nur Anhaltspunkte geben, durch das Führen eines Ernährungstagebuchs während der Karenz- und Testzeit müssen Sie die für Sie verträglichen Nahrungsmittel herausfiltern.

Am besten ist, sich histaminarm zu ernähren. Nach der maximal drei- bis vierwöchigen Karenzphase, in der man Stress und sportliche Höchstleistungen vermeiden sollte, beginnt man damit, verschiedene Nahrungsmittel zu testen. Auch führt man ein Symptomtagebuch und – für Frauen wichtig – vermerkt hierin auch den Menstruationszyklus. Man beginnt mit kleinen Mengen fraglicher Nahrungsmittel und testet sich vorsichtig Richtung Obergrenze. Nach der Testphase, in der Dauerernährung, kennt man seine Toleranzgrenze, weiß, wie der eigene Körper worauf reagiert und hat auch andere wichtige Faktoren wie Menstruationszyklus, sportliche Betätigung oder Stress am Radar. Nun ist wichtig, eine ausgewogene Ernährung zu finden, um keine Mangelerscheinungen zu bekommen. Ausreichend Obst, Gemüse, Ballaststoffe und ein gutes Eiweiß-/Kohlenhydratverhältnis sind wichtig.

Muss man mal über die Stränge schlagen, gibt es im Prinzip zwei Möglichkeiten, mit dem Histaminüberschuss fertigzuwerden. Auch bei Histaminintoleranz bietet sich mittlerweile die Möglichkeit, das fehlende Enzym DAO in Tablettenform einzunehmen (1–2 Tabletten direkt vor der Mahlzeit). Auch dieses Enzympräparat muss individuell ausgetestet und präventiv, also vor der Histaminbelastung, eingenommen werden. Es empfiehlt sich, die Tabletten nur bei Bedarf, also im Urlaub oder beim Restaurantbesuch, einzunehmen. Wichtig: Das Enzympräparat sollte bei Zimmertemperatur gelagert werden und unbedingt mit der Kapselhülle geschluckt werden, weil die DAO sonst im Magen deaktiviert wird.

Alternativ kann man sogenannte Antihistaminika einnehmen. Das sind Medikamente, die die Histaminrezeptoren blockieren und auch bei Allergien Anwendung finden. Diese Medikamente können sowohl im Vorhinein, aber auch im Nachhinein eingenommen werden, um die Symptome zu mildern. Durch das Blockieren der Histaminrezeptoren wird die Wirkung des Histamins abgeschwächt, das Histamin selbst aber nicht abgebaut! Antihistaminika sind Medikamente und müssen vom Arzt verschrieben werden.

Mastozytose

Die Mastozytose ist eine sehr seltene Krankheit, die vor allem bezüglich Histaminintoleranz immer wieder genannt wird. Weniger als 0,1 % der Bevölkerung sind betroffen. Mastzellen sind Zellen der Immunabwehr, die gewisse Stoffe speichern. Dazu zählt auch das Histamin. Mastzellen speichern diese Stoffe, um sie dann sehr schnell und stoßartig in den Körper zu entlassen. Dieser Mechanismus ist wichtig und sinnvoll, da der Körper damit schnell auf äußere Einflüsse reagieren kann. Für das Entleeren der Mastzellen gibt es einige Auslöser wie gewisse Nahrungsmittel, körperliche Belastung, Stress, Giftstoffe und Arzneimittel oder physikalische Belastungen wie Reibung, Hitze, Kälte oder Sonnenlicht. Wenn nun aber zu viele Mastzellen gebildet werden oder diese nicht richtig funktionieren, kann es sein, dass zu viel Histamin im Körper bzw. in den betreffenden Geweben ist. Die Symptome ähneln daher denen der Histaminintoleranz.

Je nach Vorkommen der problematischen Mastzellen unterscheidet man die **kutane Mastozytose** (die Haut betreffend) und die **systemische Mastozytose** (die inneren Organe betreffend, meist Verdauungstrakt oder Knochenmark). Die kutane Form tritt vor allem bei Kindern auf und heilt in den meisten Fällen bis zum Erwachsenenalter ab. Tritt die Mastozytose erst im Erwachsenenalter auf, bleibt sie ein Leben lang bestehen. Dunkle Flecken bzw. Blasen können sich als Symptome bilden, die teilweise mit Blut gefüllt sein können. Jucken, Rötungen oder Hitzegefühl treten häufig auf. Sind die inneren Organe betroffen, können auch Müdigkeit, Bauchschmerzen, Übelkeit, Durchfall, Magengeschwüre, Herzklopfen oder gar ein anaphylaktischer Schock auftreten.

Die **Diagnose** verläuft über ein ausführliches Gespräch und eine gute Differenzialdiagnostik, da Allergien, Intoleranzen und viele andere Faktoren ausgeschlossen werden müssen. Auch gewisse Blutparameter wie die Tryptase werden gemessen. Endgültige Klarheit bringt dann eine Biopsie des betreffenden Organs und/oder eine genetische Untersuchung.

Die **Behandlung** erfolgt meistens mit Antihistaminika, Mastzelldegranulationshemmern, Kortikosteroiden, einer strikten histaminarmen Ernährung, Stressreduktion und je nach Patient einigen weiteren Maßnahmen. Vor allem bei der Mastozytose ist wichtig, die individuellen Auslöser zu kennen und sich dann entsprechend zu verhalten. Das Positive ist, dass man bei einer guten Behandlung ein relativ beschwerdefreies und unbeeinträchtigtes Leben führen kann.

Die Mastozytose ist sehr komplex. Sollten Sie den Verdacht haben, daran erkrankt zu sein, ist ein Besuch beim Spezialisten wichtig. Aber wie gesagt, Mastozytose tritt nur bei weniger als 0,1 % der Bevölkerung auf.

Faustregeln und Tipps bei Histaminintoleranz

- ◆ Da sich Histamin bei Lagerung bildet, ist es wichtig, immer frisch zubereitete Speisen zu essen, alles gut zu kühlen und keine verarbeiteten Lebensmittel zu konsumieren.
- ◆ Lange gereifte Lebensmittel sind reich an Histamin (Salami, Hartkäse, Wein …).
- ◆ Verzichten Sie auf Alkohol! Es gibt mittlerweile histaminarme Weine, die besser verträglich sind, aber trotzdem Alkohol enthalten und daher individuell getestet werden sollten.
- ◆ Verzicht auf Kakao, Schwarztee, Energydrinks, Kaffee!
- ◆ Fertiggerichte sind wegen ihrer Zusatzstoffe (Glutamat, Extrakte, Farbstoffe …) besser zu meiden.
- ◆ Auch frische Innereien sind wegen des hohen Amingehalts nicht zu empfehlen.
- ◆ Schweinefleisch wird schlechter vertragen als andere Frischfleischarten.
- ◆ Frischer Fisch ist gut verträglich. Ob Fisch frisch ist, lässt sich aber oft nur schwer sagen. Daher ist bei Fisch immer Vorsicht geboten.
- ◆ Essig kann durch Verjus ersetzt werden.
- ◆ Sollten Sie Atembeschwerden oder schon einmal einen anaphylaktischen Schock erlitten haben, sprechen Sie

mit Ihrem Arzt über ein Notfall-Set, das Sie immer mit
sich führen sollten.

Intestinale Fruktoseintoleranz

Fruktose – was ist das?

Wir haben über Fruktose und andere Zucker schon einiges
gelernt (Seite 27), wollen uns aber den Fruchtzucker (Fruktose)
nun noch einmal im Detail anschauen. Die Fruktose ist ein Einfachzucker, der in verschiedenen Formen in unserer Nahrung
gefunden werden kann: als freie Fruktose oder in Kombination
mit anderen Zuckern.

Beim Haushaltszucker (Saccharose) ist jeweils ein Molekül
Fruchtzucker (Fruktose) mit einem Molekül Traubenzucker
(Glukose) kombiniert. Beide Zucker sind aneinander gebunden
und müssen vom Körper im Darm aufgespalten werden, weil
sie nur einzeln in den Körper aufgenommen werden können.
Diese Aufspaltung erledigt ein Enzym namens Sucrase-Iso-
maltase. Aus einem Molekül des Haushaltszuckers werden im
Körper ein Molekül freie Fruktose und ein Molekül freie Glukose. Das heißt auch, dass zwei Stück Würfelzucker im Kaffee
einem Stück Fruktose und einem Stück Glukose entsprechen.

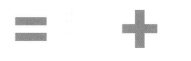

2 Stück Würfelzucker   1 Stück Fruktose   1 Stück Glukose

Haushaltszucker kommt übrigens nicht nur als Würfelzucker im Küchenschrank vor, sondern auch in Gemüse und Obst.
Die Ananas kommt auf etwa 8 g Zucker, die Banane auf stolze
10 g je 100 g Fruchtfleisch. Ein herkömmlicher Softdrink hat
in etwa den gleichen Zuckergehalt! Fruktose kann aber auch in
längerkettigen Zuckern vorkommen, sogenannten Oligo- und
Polysacchariden. Dies sind Mehrfachzucker, die bei einer in-

testinalen Fruktoseintoleranz bedingt verträglich sind. Manche werden über Amylasen in ihre Einzelzucker aufgespalten, dadurch haben wir dann Fruktose im Dünndarm, andere werden von uns nicht aufgespalten, wohl aber von den Bakterien im Dickdarm – daher ist die Verträglichkeit auch vom Mikrobiom abhängig. Kommt es aber zu Blähungen, ist das vor allem am Anfang in der Karenz- und Testphase nicht ideal. In der Dauerernährung sollte Ihr Körper damit umgehen können. Viele Betroffene haben Angst, wenn sie Oligofruktose, Inulin, Fructooligosaccharide oder Fruktane in der Zutatenliste lesen. Die Sorge ist aber, wie wir gesehen haben, unbegründet. Trotzdem gilt: Erst nach der Karenz- und Testphase probieren.

Freie Fruktose heißt, dass das Fruchtzuckermolekül als solches vorkommt, also nicht an andere Zucker gebunden ist. Fruchtzucker kommt, wie der Name schon sagt, in Früchten – Obst und Gemüse – vor. Wie wir soeben gesehen haben, wird die gebundene Fruktose im Körper, wenn der Mehrfachzucker zerlegt werden kann, zu freier Fruktose. Daher muss man auch die gebundene Fruktose bedenken, wenn man über Verträglichkeit von Nahrungsmitteln spricht.

Unterschied der intestinalen und hereditären Form

Den Unterschied zwischen Malabsorption und Intoleranz haben wir bereits kennengelernt (Seite 15). Im Spezialfall der Fruktoseintoleranz gibt es jedoch eine weitere Unterscheidung. Der intestinalen Fruktoseintoleranz steht die hereditäre Fruktoseintoleranz gegenüber, bei der es sich um eine sehr seltene erbliche Krankheit handelt. Durch einen Mangel des Enzyms Fruktose-1-Phosphat-Aldolase kommt es zu Leber- und Nierenschädigungen sowie Hypoglykämien. Die Fruktose wird ohne Probleme im Darm resorbiert, also in den Körper aufgenommen, kann aber dann in der Leber nicht richtig abgebaut werden. Diese Krankheit wird schon im Kindesalter ab der Fütterung von Beikost bemerkt. Der Begriff Fruktoseintoleranz wird in der Öffentlichkeit nahezu ausschließlich für die intestinale Fruktoseintoleranz verwendet. Auch dieses Buch behandelt nur die intestinale Fruktoseintoleranz, das heißt, wann immer wir von „Fruktoseintoleranz" sprechen, meinen wir die intestinale Form.

Wie funktioniert Fruktoseintoleranz?

GLUT-5

Eine genaue Erklärung, wie die Aufnahme von Fruktose im Darm funktioniert, finden Sie im Kapitel „Aufnahme von Zuckern" (Seite 33).

* Möglicherweise spielen auch andere Transporter wie z. B. GLUT-7 eine Rolle.

Abb. 9.

Funktionsweise der Fruktose-malabsorption. Sind zu wenige Transportproteine (GLUT-5) vorhanden, kann die Fruktose nicht aufgenommen werden und gelangt in den Dickdarm. Schematische Darstellung, vgl. mit Abb. 5 auf Seite 34.

Bei der Fruktosemalabsorption (intestinale Fruktoseintoleranz) sind die GLUT-5-Transporter* nur eingeschränkt tätig, oder es sind nicht ausreichend viele vorhanden. Warum das so ist, wissen wir noch nicht. Man nimmt an, dass es auch bei der Fruktosemalabsorption zwei Formen gibt: eine primäre und eine sekundäre. Wie schon zuvor bei Laktose- und Histamin-intoleranz, nimmt man auch hier an, dass die sekundäre Form wegen einer Schädigung der Dünndarmschleimhaut durch z. B. Medikamente oder Krankheiten hervorgerufen wird. Dadurch wird die Aufnahme der Fruktose beeinträchtigt. Eliminiert man diese Ursachen und lässt den Darm wieder ausheilen, ver-schwindet auch die intestinale Fruktoseintoleranz wieder. Bei der primären Form vermutet man eine genetische Ursache, die aber – sollte sie existieren – noch nicht bekannt ist.

Wie auch immer, die freie Fruktose kann nicht bzw. nur un-zureichend aufgenommen werden und gelangt mit dem Nah-rungsbrei in den Dickdarm, wo die dort ansässigen Bakterien sie verarbeiten. Dabei entstehen kurzkettige Fettsäuren, Was-serstoff (H_2) und CO_2. Der Wasserstoff, der keine Symptome verursacht, gelangt vom Darm ins Blut und wird schlussend-

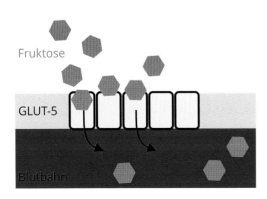
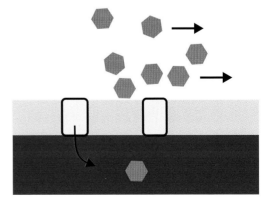

Fruktose

GLUT-5

Blutbahn

lich über die Lunge ausgeschieden. Aus diesem Grund kann der Wasserstoff bei der Diagnose mit einem H2-Atemtest (Seite 36) herangezogen werden. Die restlichen Stoffwechselprodukte der Bakterien rufen die für die Fruktoseintoleranz typischen Symptome hervor. Dazu zählen u. a. Blähungen, Bauchkrämpfe, Durchfall, Sodbrennen und Übelkeit. Es können aber auch Verstopfung, Zink- und Folsäuremangel oder sogar das NASH-Syndrom vorkommen. Letzteres ist eine Fettlebererkrankung. NASH steht für Nichtalkoholische Steatohepatitis, eine Fettleber-Entzündung, die nicht durch Alkoholmissbrauch ausgelöst wurde.

Weitere Faktoren

Glukose (Traubenzucker) verbessert die Aufnahme von Fruktose im Dünndarm, d. h. sie erhöht die Verträglichkeit von Fruktose bei Patienten mit intestinaler Fruktoseintoleranz (vgl. Kapitel „Aufnahme von Zuckern", Seite 33). Da Glukose deutlich schneller als Fruktose resorbiert wird, werden üblicherweise Nahrungsmittel mit höherem Glukoseanteil besser vertragen als Nahrungsmittel mit einer Gleichverteilung von Glukose und Fruktose. Glukose hingegen wird schlecht vertragen, wenn eine Dünndarmfehlbesiedelung (Seite 19) vorliegt. Diese sollte also vom Arzt ausgeschlossen werden, bevor man mit der Karenzphase beginnt. Sorbit und andere Zuckeralkohole (nicht alle!) verschlechtern die Verträglichkeit von Fruktose, weil sie vermutlich die GLUT-5-Transporter hemmen. Wie das physiologisch genau funktioniert, wissen wir noch nicht. Versuche haben aber gezeigt, dass der Verzehr von Sorbit die Aufnahme von Fruktose deutlich verschlechtert. Lebensmittel mit größeren Mengen an Zuckeralkoholen gelten daher als schlecht verträglich. Auch hier gilt: Die Dosis macht das Gift!

Aber auch der Eiweiß- und Fettgehalt des Nahrungsbreis wirkt sich auf die Fruktoseaufnahme aus. Je fetter der Nahrungsbrei, desto langsamer wandert er durch den Verdauungstrakt. Dadurch haben die verbleibenden Transportproteine mehr Zeit, die Fruktose aufzunehmen. Sie sollten deshalb nicht extrem fettig essen, aber wenn Sie – aus welchen Gründen auch immer – fettarm essen, sollten Sie diesen Mechanismus bedenken.

Neben diesen physischen Faktoren darf die psychische Seite nicht vergessen werden. Die meisten Betroffenen, die oft jahrelang mit den Beschwerden kämpfen, ziehen sich häufig zurück, schränken ihre sozialen Kontakte ein. Sie gehen nicht mehr gern aus dem Haus – außer sie wissen, wo sich das nächste saubere WC befindet – und werden von ihren sozialen Kontakten oft als „Dauerkranke" bezeichnet. Die unbehandelte intestinale Fruktoseintoleranz kann sogar depressive Verstimmungen hervorrufen. Stress wirkt sich ebenfalls negativ auf den Darm aus und kann dadurch die Fruktoseintoleranz bzw. deren Symptome verschlechtern. Das Positive daran ist aber: Sobald man weiß, woran man leidet, kann man etwas dagegen tun. Und den Anfang macht: die Karenzphase. Sie werden sehen, dass es Ihnen viel besser gehen wird, wenn Sie die Karenzphase erfolgreich hinter sich gebracht und Ihren Ernährungsplan entsprechend im Griff haben.

Ernährung bei Fruktoseintoleranz

Viele Betroffene glauben, dass sie nach der Diagnose einer Fruktoseintoleranz nie wieder Fruktose oder Zucker essen dürfen. Das stimmt aber Gott sei Dank nicht. Wichtig ist, zuerst die Karenzphase zu machen, in der man auf diese Zucker verzichtet, um dann nach einer Testphase wieder zu einer relativ normalen, wenn auch zuckerreduzierten Dauerernährung zu gelangen. Durch einen solchen 3-Phasen-Plan kann die Verträglichkeit von Fruchtzucker wieder erhöht werden, und Sie können sich ausgewogen und mit hoher Wahrscheinlichkeit symptomfrei ernähren. Sich zeitlebens fruktosefrei und frei von Zuckeralkoholen zu ernähren, ist kontraproduktiv und verschlechtert Ihre Situation auf Dauer.

Die Fruktose-, Sorbit- und Glukosegehalte von Lebensmitteln, besonders von Obst und Gemüse, sollte man vor allem am Anfang im Auge behalten, man sollte sich aber niemals zu sehr auf solche Werte versteifen.

Problematik – Tabellen für Fruktoseintoleranz

Mittlerweile gibt es viele Listen im Netz und in Büchern, die Obst und Gemüse nach Fruktose-Glukose-Verhältnissen, nach Sorbitgehalt, Fruktanen und allen möglichen anderen Stoffen ordnen. Manchmal gleichen sich diese Tabellen, manchmal gibt es markante Unterschiede. Dies hat vielfältige Gründe. Zum einen werden manche Tabellen von Personen erstellt, die keinen ernährungswissenschaftlichen Hintergrund haben, zum anderen ist die Datenlage zu Fruktose- und Sorbitgehalten manchmal sehr schwach, manchmal sehr unterschiedlich. So finden sich Fruktosegehalte bei der Drachenfrucht von 2–24 g pro 100 g. Diese Unterschiede erklären sich aus verschiedenen Faktoren – Reifegrad, Anbaugebiet, Sorte, Anbaubedingungen und viele mehr. Außerdem ist die Zubereitungsart relevant, weil manchmal Fruktose durch die Art der Zubereitung reduziert werden kann. Ebenso relevant für die Verträglichkeitsbewertung ist die Verzehrmenge. Petersilienblätter haben mit 2,4 g Fruktose pro 100 g etwa gleich viel Fruktose wie Erdbeeren. Da man bei Petersilie aber nur wenige Gramm pro Portion verwendet, ist die Gesamtfruktosebelastung extrem gering. Bei Erdbeeren isst man schnell mehr als 100 g. Und dann ist da ja noch die individuelle Verträglichkeit. Auch sie ist bei der Fruktoseintoleranz sehr wichtig.

Sie sehen, es ist nicht möglich, Tabellen zu erstellen, die für jeden passen. Man kann nur Tabellen erstellen, die eine Richtung vorgeben. Diese Tabellen sollten aber alle genannten Faktoren berücksichtigen. Das ist natürlich nur mit einigem Aufwand möglich. Daher haben wir am nmi-Portal 2011 eine Studie ins Leben gerufen, in der Betroffene 109 Lebensmittel auf ihre individuelle Verträglichkeit und bezüglich ihrer Zubereitungsart bewerteten. Das Ergebnis dieser sehr umfangreichen Studie war ein erstmaliger Verträglichkeitsindex, den wir in die Tabellen der ersten Auflagen dieses Buchs eingearbeitet haben. Viele Lebensmittel, die laut damals bestehender Tabellen nicht verträglich sein sollten, zeigten bei einigen Betroffenen unserer Studie eine sehr gute Verträglichkeit. Das Gleiche galt in die andere Richtung. So wurden einige Lebensmittel nicht vertragen, die laut anderer damaliger Tabellen verträglich sein sollten. Ein Beispiel dafür ist die Tomate. Sie enthält in rohem Zustand pro 100 g etwa 1 g Glukose, 1,3 g Fruktose, 0,1 g normalen Zucker, 78 mg Fruktane sowie 13 mg Zuckeralkohole. Demnach sollte sie bei Fruktoseintoleranz relativ gut verträglich sein. In unserer Studie fanden wir heraus, dass die Tomate aber von vielen Betroffenen schlecht vertragen wurde. Mittlerweile konnten wir ein bisschen mehr Licht in diesen Fall bringen. Tomaten werden, einzeln, roh oder als Salat weniger gut vertragen als in Form von Tomatensauce auf Pizza und Nudeln. Dies dürfte daran liegen, dass Pizza und Nudeln viel Stärke enthalten, die im Lauf der Nahrungsaufnahme in Glukose zerlegt wird. Außerdem kommt es auf die Sorte der Tomate an und natürlich auf die Anbaubedingungen.

Die Drachenfrucht haben wir schon erwähnt. Aber auch bei der Papaya finden sich in der Literatur Werte zwischen 0,3 und 4 g Fruktose sowie zwischen 1 und 3,6 g Glukose. Die Papaya wird trotzdem in den meisten Tabellen als gut verträglich geführt. In unserer Studie konnten wir zeigen, dass die Papaya grenzwertig ist. Sie wird bei Weitem nicht so gut vertragen, wie man es oft liest.

Dies soll Ihnen nur einen kleinen Einblick in die Arbeit geben, die in der Erstellung solcher Tabellen liegt. Unsere Studie war damals der Anfang eines größeren Forschungsprojekts, das mittlerweile mehrere hundert Nahrungsmittel untersucht und bewertet hat. Wir verwenden dabei einen eigens entwickelten Verträglichkeitsindex, der diese Werte, aber auch die Erfahrung von Betroffenen, Zubereitungsmethoden und Verzehrmengen berücksichtigt.

Lange Rede, kurzer Sinn: Gute Tabellen zu erstellen, ist harte (ernährungswissenschaftliche) Arbeit. Tabellen können sich – wenn neue Erkenntnisse gewonnen werden – im Lauf der Zeit ändern. Tabellen helfen dabei, das richtige Essen zu finden, sie ersetzen aber nicht das eigene Denken – „Die Dosis macht das Gift!" – oder das Ausprobieren, was man individuell verträgt und was nicht!

Die Karenzzeit oder Karenzphase

Nach der Diagnose die sogenannte Karenzphase zu halten, ist wichtig. Da die Diagnose oft erst nach vielen Jahren voller Qual und vielen Fehldiagnosen zustande kommt, ist der Darm entsprechend „beleidigt". Das Gute ist, dass er sich recht schnell erholt, wenn man ihm zwei bis vier Wochen Pause gönnt – eben die Karenzphase. Kurz nach der Diagnose hat sich aber wohl kaum jemand mit Ernährung beschäftigt, sich Gedanken zu Fruktose-, Laktose- oder Histamingehalten gemacht. Die meisten frisch diagnostizierten Patienten fühlen sich in diesem Moment eher verloren und haben Angst, gar nichts mehr essen zu können. Nicht selten landen sie bei einer Reis-Kartoffel-Diät. Es ist tatsächlich schwierig, die Karenzphase ohne Hilfe korrekt durchzuführen. Dabei ist gerade die Einhaltung der Karenzphase einer der Schlüssel zur Besserung der Symptome und zum Wiedergewinn an Lebensqualität. Wir haben dies am eigenen Leib verspürt und können aus Erfahrung sagen: 100 % reichen nicht aus, um zu beschreiben, um wie viel es einem besser gehen kann, wenn man sich seinem Körper entsprechend ernährt! Freuen Sie sich darauf! Dieses Buch soll Sie dabei unterstützen; ein qualifizierter Ernährungsberater (Ökotrophologe, Diätologe) sollte Sie aber ebenfalls begleiten.

Info

Wir beschreiben in diesem Kapitel die Karenzphase an Hand der Fruktoseintoleranz. Sie können diese Informationen aber auch sehr einfach umlegen auf z. B. die Karenzphase bei der Histaminintoleranz.

Essen und Fasten

In unserer Zeit und in unserer Kultur ist es beinahe selbstverständlich, dass Essen immer verfügbar ist. Es gibt in unseren Breiten keine Hungersnöte mehr oder saisonal bedingte Verfügbarkeiten. Zusätzlich wird das Essen immer industrialisierter, durch Zusetzen verschiedener Stoffe wird die Nahrung haltbarer, glänzender, schwerer, lockerer oder einfach schöner gemacht. Zwangsläufig nehmen Qualität und Natürlichkeit ab, die Quantität aber zu. In den letzten 60 Jahren haben ernährungsbedingte Zivilisationskrankheiten stark zugenommen. Übergewicht, Diabetes oder zu hohe Fett- und Cholesterinwerte sind nur einige Beispiele. Auch einige Krebsarten, allen voran Dickdarmkrebs, werden mit unserer stark fleischhaltigen

Ernährungsweise in Zusammenhang gebracht. Vegetarier sind deutlich weniger oft davon betroffen. Wenn Sie die Diagnose Fruktoseintoleranz bekommen haben, ist allerdings eine vegetarische oder gar vegane Ernährung kaum möglich. Zumindest nicht am Anfang Ihrer Reise.

In fast jeder Kultur gibt es das Konzept des Fastens. Fasten heißt jedoch nicht hungern, sondern eine zeitlich beschränkte Einschränkung der Ernährung und geistige Konzentration auf die Nahrung. Menschen, die regelmäßig fasten, berichten von einer deutlich höheren Lebensqualität, mehr Energie und mehr Freude. Auch wenn die ersten Tage des Fastens sicher nicht leicht sind – es lohnt sich allemal! Die Reinigung des Darms, das Zur-Ruhe-Kommen der Verdauung und die geistige Beschäftigung mit der eigenen Ernährung sind zweifellos Grundlagen eines erfolgreichen Fastens.

Nach der Diagnose

Die Geschichten, die ich in den letzten Jahren von Betroffenen gehört habe, gleichen einander in vielen Punkten und erzählen auch unsere eigenen Geschichten. Meistens beginnen die Probleme schleichend, man kann nicht wirklich sagen, wann die Intoleranz begonnen hat. Oft sind lange Ärztemarathons absolviert worden, regelrechtes Ärztehopping. Viele enden – auch wenn sie nicht daran glauben – bei Heilern oder alternativen Behandlungsmethoden. Nicht selten werden den Betroffenen psychische Störungen attestiert, und man rät ihnen: Essen Sie doch mehr Obst und Gemüse. Ich selbst habe am Ende meines Diagnosemarathons täglich einen Apfel gegessen, obwohl mir mein Körper sagte: Lass das! Ich war depressiv, ging kaum aus dem Haus und hatte jeden Lebensmut verloren.

Wir haben Benutzerinnen und Benutzer des nmi-Portals gebeten, ihre persönliche Geschichte für dieses Buch zu schildern. Im Folgenden sind einige dieser Geschichten zu lesen. Diese persönlichen Erfahrungen sollen Ihnen zeigen: Sie sind nicht allein! Vielen anderen ging es ähnlich, wie es Ihnen jetzt geht.

Persönlicher Erfahrungebericht von Eva:

Im Frühjahr 2011 erhielt ich nach 15 Jahren Bauchschmerzen, Übelkeit und ständigem Ärztewechsel die Diagnose „Fruktosemalabsorption". Zusammen mit der Diagnose bekam ich vom Arzt die Auflage, mich zwei bis drei Wochen komplett zucker- und fruchtzuckerfrei zu ernähren. Auch wenn ich froh war, endlich einen Grund für meine Beschwerden zu kennen, war da doch die Frage, wie das funktionieren sollte. Zucker ist doch einfach überall drin, so mein Gedanke. Dass dies nicht stimmt, merkte ich schon nach einigen Tagen. Mit Hilfe meiner kochbegeisterten Mutter und einiger Tipps aus verschiedenen Foren fand ich viele leckere Rezepte und war begeistert, wie schnell es mir besser ging. Heute, gut ein Jahr nach der Diagnose, geht es mir besser als je zuvor. Ich weiß, wie ich mich ernähren muss, was mir guttut und wobei ich vorsichtig sein muss. Auch mein Freundes- und Bekanntenkreis hat sich auf meine Essensbesonderheiten eingestellt, sodass auch gemeinsamem Kochen nichts im Wege steht.

Durch die Zufuhr von Nahrungsmitteln, die man nicht verträgt, schädigt man den eigenen Darm. Da dies meist über Jahre geschieht, ist der Verdauungstrakt ziemlich in Mitleidenschaft gekommen. In den meisten Fällen ist dies aber reversibel, bildet sich also zurück. Unser Darm hält viel aus, wir muten ihm aber auch viel zu. Und das, obwohl er eines unserer wichtigsten und vor allem größten Organe ist. Der Darm ist etwa acht Meter lang und hat eine Oberfläche von etwa 500 Quadratmeter. Vergleichen Sie das einmal mit Ihrer Wohnung!

Wir schützen im Sommer unsere Haut mit Sonnencreme, wir tragen Sonnenbrillen, um die Augen, und Helme, um den Kopf zu schützen. Aber unseren Darm schützen wir nicht. Im Gegenteil, wir stopfen ihn mit allen möglichen Zuckern, Alkohol und Fetten voll. Und wenn wir der Werbung glauben, dann trinken wir noch täglich ein probiotisches Joghurt. Diese sind meistens mit allen möglichen Zuckern versetzt, und wenn man noch zusätzlich eine Laktoseintoleranz hat, dann klingelt der Jackpot doppelt. Es muss Ihnen zu Beginn Ihres Heilungsprozesses also klar sein: Ihr Darm benötigt Ruhe, um sich wieder zu regenerieren. Auch Ihre Psyche benötigt Ruhe. Stress wirkt sich negativ auf das Verdauungssystem aus. Eine Fastenzeit sollte immer mit einer gewissen Ruhe einhergehen. Es hat sich als sinnvoll herausgestellt, die Karenzphase an einem Freitag zu beginnen. Dann hat man das ganze Wochenende Zeit, sich intensiv mit Nahrungsmitteln zu beschäftigen. Am besten wäre natürlich, wenn man sich eine Woche freinimmt – aber das wird bei vielen kaum möglich sein. Versuchen Sie es trotzdem!

Die ersten Wochen nach der Diagnose werden also Karenzphase genannt. Der Begriff hat sich in den letzten Jahren eingebürgert. Man könnte diese Zeit aber auch Fruktose-Fasten, Histamin-Fasten oder Laktose-Fasten nennen. Im Prinzip geht es darum, die den Darm krank machenden Substanzen wegzulassen und dem Darm die Chance zu geben zu heilen. Das passiert üblicherweise in zwei bis vier Wochen – je nach Schädigung. Wichtig ist, dass alle krank machenden Substanzen vom Speiseplan gestrichen werden. Und sollten Sie eine andere zusätzliche Intoleranz haben, streichen Sie auch die Substanzen, die Ihnen diesbezüglich nicht guttun – zumindest für die Zeit der Karenz!

Nach der Karenzphase kommt die Testphase. In dieser Zeit testen Sie die Mengen aus, die Sie vertragen. Denn es ist vor allem bei Fruktoseintoleranz wichtig, Fruchtzucker nicht vollständig zu meiden. Einige Betroffene vertragen bis zu 25 g Fruchtzucker über den Tag verteilt ganz gut, weshalb dieser Wert gern als „Grenzwert" verwendet wird. Sie sollten sich aber nicht an diesen Wert klammern. „Gramm-Zählen" ist nicht zielführend.

Würden Sie andererseits Fruktose völlig und dauerhaft vom Speiseplan streichen, würden Sie Ihre Intoleranz nur verschlimmern und zusätzlich vermutlich ein paar Mangelerscheinungen bekommen. Ein dauerhaftes Vermeiden von Zucker, Fruktose und anderen Kohlenhydraten ist also nicht sinnvoll. Die Testzeit dauert durchschnittlich sechs Monate, mitunter auch länger.

Ich selbst habe etwa ein Jahr gebraucht, bis ich meine Ernährung im Griff hatte. Damals gab es allerdings kaum Bücher und keine Webseiten oder Tabellen, die mir geholfen haben.

Persönlicher Erfahrungsbericht von Marie:

Als ich vor etwa zwei Jahren das positive Ergebnis der Untersuchungen zu „Laktose- und Fruktoseintoleranz" erhalten hatte, war ich erst mal geplättet. Ich habe nur im Internet recherchiert und nach meinem Gefühl viel zu wenig Informationen gefunden. Kein Obst! Wie soll das denn gehen? Ich habe immer gesagt: Ich bekomme bestimmt Skorbut! Sogar zu einer Ernährungsberatung bin ich gegangen. Aber dort habe ich nur das gehört, was ich schon selbst im Internet herausgefunden hatte. Der Tipp war: Bis an mein Lebensende Vitaminpillen schlucken. Hmmm ... Das war nicht mein Plan. Und heute?! Ich halte mich grundsätzlich an die Diät, aber es gibt auch immer Ausnahmephasen. Mal mehr, mal weniger. Je nachdem, was mein Körper zulässt. Einige Obstsorten gehen gar nicht, Äpfel zum Beispiel. Bei anderen gehen kleine Portionen, den Rest muss eben mein Mann essen. Aber grundsätzlich esse ich jeden Tag Obst und Gemüse und nehme keine Vitamin-Pillen. Genauso geht mal Schokolade oder Essen im Restaurant oder die Torte bei Freunden. Die erste Zeit ist die schlimmste. Man muss seinen Weg gehen und seinen Körper kennen und verstehen lernen. Dann kann man ganz normal leben – mit kleinen Einschränkungen; und es fällt der Umwelt kaum auf.

Mangelerscheinungen

Durch die darmschädigende Ernährung können bei Fruktoseintoleranz Mangelerscheinungen auftreten; Folsäure- und Zinkmangel wurden z. B. beschrieben.

Zink hilft bei der Immunabwehr und spielt im Hormonhaushalt eine wichtige Rolle. Zinkmangel kann sich durch Hauterkrankungen (Akne), Infektanfälligkeit, Haarausfall oder schlechte Wundheilung bemerkbar machen. Zink kommt in Fleisch, Eiern, Käse und Sprossen vor und muss ständig zugeführt werden, weil unser Körper Zink nicht speichern kann.

Als Folsäure bezeichnet man die Vitamine der B-Gruppe, die für die Blutkörperchen, Zellbildung, verschiedene Stoffwechselvorgänge und das Nervensystem wichtig sind. Folsäure ist instabil, sie wird durch Licht, Kochen oder Kontakt zu Luft zerstört. Beim Kochen von Gemüse gehen bis zu 90 %

der Folsäure verloren! Auch das Waschen von zerkleinertem Salat führt zum Ausschwemmen von Folsäure aus den Blättern. Daher Salatblätter immer im Ganzen waschen und vor allem immer frischen Salat kaufen. Abgepackte, zerkleinerte und vorgewaschene Salate enthalten praktisch keine Vitamine mehr! Die Symptome von Folsäuremangel sind u. a. depressive Verstimmungen, Konzentrationsschwäche oder Reizbarkeit. Zusätzlich zum Folsäuremangel zeigen Patienten mit Fruktoseintoleranz hin und wieder verminderte Tryptophanspiegel. Mit Hilfe von Tryptophan wird Serotonin, das Glückshormon, gebildet. Fehlt es, können depressive Verstimmungen die Folge sein.

Karenzphase	Testphase	Dauerernährung
Streng fruktosearme und zuckerarme Ernährung.	Austesten individueller Verträglichkeiten. Fruktosezufuhr langsam steigern.	Fruktosereduzierte Ernährung, aber nicht auf Zucker, Fruktose und Zuckeralkohole verzichten!
Fruktose-Fasten		Einmal jährlich Fruktose-Fasten
Dauer: 2-4 Wochen	Dauer: ca. 6 Monate	

Der Körper reagiert übrigens auf einen solchen Tryptophanmangel mit Heißhunger auf Süßes. Wenn man Süßes isst, steigt der Insulinspiegel. Das hat eine Öffnung der Blut-Hirn-Schranke zur Folge, woraufhin mehr Tryptophan in das Zentralnervensystem aufgenommen werden kann. Es kommt zu einer stimmungsaufhellenden Wirkung. Doch damit setzt sich ein Teufelskreis in Gang, denn das Süße, das Sie gegessen haben, enthält mit großer Wahrscheinlichkeit Fruktose und war der eigentliche Auslöser der Misere.

Viele Betroffene haben Angst, wegen der Karenzphase eine Mangelerscheinung zu bekommen. Dies ist nicht der Fall! Die Karenzphase dauert wenige Wochen – viel zu kurz, um ernsthafte Mängel zu bekommen. In der Testphase sollten Sie jedoch auf ausgewogene Ernährung achten, da diese einige Monate dauert. Ziel der Dauerernährung ist dann, so zu essen, dass eine ausreichende Nährstoffbedarfdeckung vorhanden ist.

Achtung!
Natürlich wird nicht jede depressive Verstimmung durch eine Fruktoseintoleranz verursacht! Sollten Sie an Depressionen leiden, gehen Sie bitte umgehend zum Arzt!

Checkliste vor der Karenzphase

◆ Habe ich noch andere, zusätzliche Unverträglichkeiten? Ca. 20 % der Fruktoseintoleranten haben auch Laktoseintoleranz!

◆ Habe ich zusätzlich eine Allergie? Allergien sind etwas anderes als Intoleranzen! Allergien kann der Arzt z. B. mit einem Hauttest (PRICK-Test) diagnostizieren.

◆ Habe ich Mangelerscheinungen? Ein Blutbild beim Arzt gibt Aufschluss über etwaige Mängel. Es gibt mittlerweile eigene Präparate für Personen mit Intoleranzen.

◆ Liegen andere Krankheiten vor, die meine Fastenzeit gefährlich machen könnten? Dies betrifft zum Beispiel Lebererkrankungen oder Essstörungen. Beginnen Sie die Karenzphase immer in Absprache mit Ihrem Arzt!

◆ Nehme ich derzeit Antibiotika ein oder habe ich in den letzten Wochen Antibiotika genommen? Das ist deshalb wichtig, weil ein gestörtes Mikrobiom („Darmflora") zusätzlich Verdauungsprobleme macht. Sollten Sie diese Frage mit Ja beantworten, fragen Sie Ihren Arzt nach Darmflora-Aufbaupräparaten. Weisen Sie aber auf Ihre Unverträglichkeiten hin, damit das Präparat nicht Fruktose, Laktose, Sorbit oder Ähnliches enthält. Es gibt mittlerweile Präparate, die bei Fruktoseintoleranz erprobt sind. Es sind dies meist Pulver, die man in Wasser auflöst und einige Minuten wartet, bevor man die Lösung trinkt. Die verträglichen Präparate haben meist eine längere „Aktivierungszeit" (ca. 30 Min.).

◆ Habe ich in den kommenden Wochen Zeit, mich mit meiner Ernährung zu beschäftigen? Es ist nicht sinnvoll, die Karenzphase im Weihnachtsstress oder in einer anderen stressigen Zeit zu beginnen. Denn jede Unterbrechung der Karenzphase heißt, Sie müssen mehr oder weniger wieder von vorn beginnen!

- Habe ich genügend Kochgeschirr? Sie werden sich selbst Essen kochen. Eine Grundausstattung wie Kochlöffel, Kochtopf oder Pfanne gehören dazu. Wenn Sie kein großer Koch sind, lesen Sie bitte das Kapitel „Kleine Kochschule" (Seite 97).

- Wurde eine Dünndarmfehlbesiedelung (DDFB) ausgeschlossen? Sollten Sie eine DDFB (Seite 19) haben, wäre der Verzehr von verschiedenen Zuckern wie Glukose oder Maltose kontraproduktiv.

- Soll ich einen „Darmfloracheck" machen? Nein. Solche Heimtests sind wenig aussagekräftig. Das Mikrobiom (die Darmflora) ändert sich ständig und ist an verschiedenen Stellen im Darm jeweils anders aufgebaut. Durch einen Stuhltest kann keine diagnostisch relevante Aussage getroffen werden, weshalb man sich solche teuren Tests sparen kann.

Tipps, Tricks & Gerüchte bezüglich Karenzphase

Kaffee und Zigaretten

Wenn Sie Ihren Kaffee oder Tee nur mit Zucker trinken, ersetzen Sie diesen durch Steviaprodukte (Zutatenliste beachten) oder durch Traubenzucker. Andere Süßstoffe sind nicht zu empfehlen, weil diese von vielen Betroffenen ebenfalls schlecht vertragen werden. Sie können Süßstoffe nach der Karenzphase einzeln testen und durchaus wieder in den Speiseplan einführen. Noch besser ist, wenn Sie den Kaffee ganz vom Speiseplan streichen. Koffein versetzt den Körper in eine Art Stresszustand. Da sich Stress üblicherweise auf den Magen schlägt, sollten Sie in der Karenzphase generell auf Koffein verzichten. Am besten auch auf Zigaretten!

Süßen von Speisen

Traubenzucker ist gut verträglich und kann in der Karenzphase problemlos gegessen werden. Traubenzucker wird sehr schnell ins Blut aufgenommen und hat einen starken Effekt auf den Blutzuckerspiegel. Sie sollten daher auch mit Traubenzucker vorsichtig sein und nicht zu viel davon einsetzen. In manchen Internetforen geistert das Gerücht umher, Traubenzucker solle man meiden, da er Diabetes auslöst. Das ist falsch, wie eine der größten Studien an fast 40.000 Frauen herausfand. Weder Fruktose-, Laktose- noch Traubenzuckerkonsum lösen Diabetes aus. Fettleibigkeit ist die Hauptursache für Diabetes Typ 2; diese kann natürlich auch von zu viel Saccharosekonsum, aber vor allem von zu viel Fettkonsum und zu wenig Bewegung kommen.

Vorsicht ist geboten, wenn Sie eine Dünndarmfehlbesiedelung haben, da die Bakterien die Glukose mit Freude verwerten und sich entsprechend vermehren. Das ist auch der Grund, warum viele Experten vom übermäßigen Verzehr von Glukose bei Fruktoseintoleranz-Patienten abraten. Es besteht die Gefahr, dass man durch das große Futterangebot das Mikrobiom ins Ungleichgewicht bringt oder gar eine Dünndarmfehlbesiedelung begünstigt. Daher sollte man Traubenzucker sparsam verwenden.

Wenn Sie mit Traubenzucker backen, müssen Sie zwei Dinge beachten. Zum einen macht er den Teig oft wässrig. Mittlerweile gibt es sogenannten „Getreidezucker". Das ist Traubenzucker, dem der kristalline Wasseranteil entzogen wurde. Dieser Getreidezucker eignet sich daher sehr gut zum Backen,

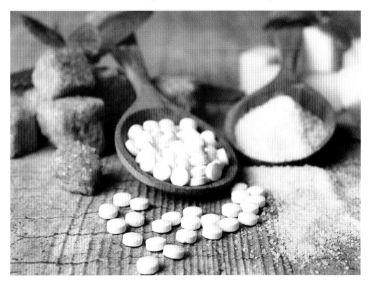

da der Teig nicht pappig wird. Zum anderen bräunt Trauben-
zucker schnell, er verbrennt sozusagen schneller als normaler
Zucker. Dabei können ungesunde Stoffe entstehen. Aus der
Glukose und der Aminsäure Asparagin entsteht bei diesen
Temperaturen beispielsweise Acrylamid. Acrylamid steht im
Verdacht, krebserregend zu sein. Die Bräunungsreaktion, man
nennt sie auch Maillard-Reaktion, erzeugt zwar leckere Backa-
romen, aber eben auch dieses Acrylamid und andere Stoffe.
Wenn man mit Zucker backt, entstehen weniger solcher Stoffe
und man kann die Bräunung etwas intensiver werden lassen.
Wie viel Acrylamid bei solchen Backvorgängen entsteht, lässt
sich nicht genau sagen, weil das von vielen Faktoren abhängt.

Tab. 4.

Verträgliche Süßungsmittel
für die Karenzphase

Süßungsmittel	Anwendungsgebiete	Hinweise
Traubenzucker (Glukose), Getreidezucker (Glukose)	Speisen, Backen	Zu viel Glukose wirkt abführend; nicht zu heiß backen; Zum Backen besser Getreidezucker verwenden; Glukose bitte sparsam verwenden!
Stevia (Steviolglycoside)	Getränke, Joghurt, Eis, …	Stevia richtig anzuwenden ist schwierig. Lesen Sie hierzu bitte das Kapitel „Stevia" (Seite 32) Stevia, wenn es denn schmeckt, ist eines der besten Süßungsmittel für die Karenzphase.
Dinkelsirup, Reissirup	Backen, Müsli	Diese Sirupe bestehen hauptsächlich aus Glukose und Maltose und sollten daher auch eher sparsam eingesetzt werden.
Erythritol	Wie Zucker, bräunt beim Backen nicht	Gilt als sehr gut verträglich, trotzdem erst am Ende der Karenz austesten.
Aspartam, Acesulfam, Cyclamat, Saccharin, Sucralose	Getränke, Backen, Speisen, Joghurt, Eis, …	Grundsätzlich sind diese Süßstoffe in der Karenzphase verträglich. Aufgrund ihrer generellen Problematik besser erst in der Dauerernährung testen und sparsam einsetzen.

Wassergehalt, Hitze, Vorkommen von Aminosäuren oder andere Zutaten spielen eine Rolle. Ebenso lässt sich nicht sagen,
wie viel davon nun wirklich gesundheitsschädlich ist. Panik ist
nicht angebracht, aber man sollte Backwaren mit Traubenzucker bei 150 °C anbacken, bis ca. 190 °C fertig backen und nicht
zu dunkel bräunen lassen.

Dass Traubenzucker verträglich ist, wird von manchen Betroffenen gern als Freifahrtschein zum übermäßigen Verzehr verwendet. Das ist, wie vorhin beschrieben, nicht ideal. Auch hier gilt wieder: Die Dosis macht das Gift. Generell sollte man in der Karenzphase – vor allem zu Beginn – eher auf Süßes verzichten. Wenn es aber gar nicht geht oder man in der Dauerernährung (in der man nicht völlig auf Haushaltszucker verzichten soll!) backen will, so gibt es mittlerweile viele Möglichkeiten zum Süßen.

Wieso enthält Traubenzucker keine Fruktose?

Diese Frage taucht in Internetforen erstaunlich oft auf. Wenn doch Trauben unverträglich sind, wieso ist dann Traubenzucker verträglich, wo doch dasselbe Wort drinsteckt? Traubenzucker wurde so genannt, weil dieser Zucker – im Jahr 1792 – in Weintrauben entdeckt wurde. Es ist einfach die deutsche Bezeichnung und sagt nichts über die Inhaltsstoffe aus. Dasselbe Wort bedeutet nicht, dass auch dieselben Inhaltsstoffe mit dabei sind. Maisstärke wird aus Mais hergestellt und heißt deshalb so, enthält aber keine Fruktose. Apfelessig wird aus Äpfeln hergestellt, enthält aber kein Sorbit und nur extrem geringe Mengen an Fruktose, obwohl Äpfel viel Fruktose und Sorbit beinhalten.

Kochen für mehrere Personen

Kochen Sie immer selbst! Sie müssen sich mit Ihrer Ernährung auseinandersetzen – und das gelingt nicht, wenn andere für Sie kochen! Wenn mehrere Personen mitessen, müssen diese nicht auch fruktosefrei essen. Wir haben Rezepte für Sie gesammelt, die man leicht so variieren kann, dass alle etwas davon haben!

Kleine Portionen

Überfordern Sie Ihren Magen nicht. Essen Sie lieber weniger pro Portion, dafür mehrmals am Tag. Essen Sie regelmäßig und konzentrieren Sie sich aufs Essen. Das heißt: Nicht Zeitung lesen oder fernsehen, während Sie essen. Lassen Sie auch keine zu langen Pausen zwischen den Mahlzeiten.

Auch als App

Wir haben eine Symptomta-
gebuch-App herausgebracht,
die Ihnen das Führen des Sym-
ptomtagebuchs erleichtern
soll. Sie können Ihr Tagebuch
schnell und einfach mit Ihrem
Smartphone führen.

Alle Infos zur App finden
Sie im Netz unter:
symptom-tagebuch.com.

Ernährungs- und Symptomtagebuch

Führen Sie ein Ernährungs- und Symptomtagebuch! Einen Vordruck finden Sie als kostenlose Kopiervorlage am Ende des Buches oder am Portal für Nahrungsmittel-Intoleranz zum Download. Sollten Ihre Probleme in der Karenzphase bestehen bleiben, kann Ihr Arzt durch das Tagebuch vielleicht wichtige Erkenntnisse gewinnen, um Ihnen zu helfen.

Die Meinung der anderen

Wir leben in einer Kultur, in der jeder glaubt, ein Experte zu sein – vor allem, wenn es um die Ernährung geht. Auch Sie werden die Erfahrung machen, dass Ihnen viele Menschen ungefragt Ratschläge erteilen oder Ihre Ernährung an sich kritisieren. Ignorieren Sie diese Leute. Wie eingangs erwähnt, sollten Sie sich intensiv und kritisch mit dem Thema Ernährung auseinandersetzen. Sie müssen selbst zum Experten Ihrer eigenen Ernährung werden. Was gut für Sie ist, muss nicht gut für andere sein – und umgekehrt! Sie werden lernen, auf Ihren Körper zu hören. Denn nur der weiß, was gut für ihn und damit für Sie selbst ist.

Facebookgruppen und Internetforen

Auch wir betreiben ein Forum (nahrungsmittel-intoleranz. com) und eine Facebookgruppe. Solche Angebote sind sehr wichtig, da man schnell Infos austauschen und sich mit Gleichgesinnten treffen kann. Aber schalten Sie dabei bitte Ihren Hausverstand ein! Solche Gruppen und Foren sind kein Ersatz für fachlich kompetente Beratung. Hinterfragen Sie immer, ob derjenige, der Ihnen einen Rat gibt, auch kompetent ist. Nur weil man selbst betroffen ist, ist man kein Ernährungsfachmann. Hinterfragen Sie, wer hinter der Gruppe oder der Webseite steht (die Angabe eines Impressums ist Pflicht!). Achten Sie bei Webseiten auf Gütesiegel und Zertifizierungen. Lassen Sie sich in solchen Gruppen und Foren niemals Diagnosen erstellen, Befunde erklären oder Medikationen umstellen. Glauben Sie keinen Heilsversprechungen oder Wunderbehandlungen.

Wenn ich sündige, muss ich dann die Karenz von vorn beginnen?

Kommt drauf an. In den ersten Tagen: Ja. Am Ende der Karenz oder in der Testphase: Nein. In der Karenzphase zu sündigen ist nicht sinnvoll, aber das versteht sich von selbst. Wie in diesem Buch beschrieben, sollten Sie Ihre Karenzphase gut planen, nicht einfach drauflosstarten. Dadurch sollten Sie auch gar nicht erst sündigen müssen.

Meine Verdauung spielt verrückt! Ist das normal?

Ja! Verstopfungen, Durchfall, Blähungen und andere Unregelmäßigkeiten sind am Anfang normal, sollten sich aber rasch einpendeln. Wenn man seine Ernährung so radikal ändert, sind gewisse Verdauungsunregelmäßigkeiten möglich.

Sind Blähungen und Darmgeräusche immer Symptome?

Nein! Was wir, vor allem wir Intoleranzpatienten, gern vergessen ist, dass unser Verdauungssystem laut ist und stinkt. Gase und unangenehme Gerüche entstehen beim Verdauuen, unser Darm gurgelt manchmal, blubbert, zwickt, und unser Verdauungsapparat lässt die entstandenen Gase durch die einzigen zwei möglichen Öffnungen, den Mund und den After, entweichen. Das ist ganz normal. Auch unser Stuhl ist manchmal fest, manchmal flüssig. Also nicht jedes Zwicken und Gurgeln, jeder weiche Stuhl und jeder Rülpser ist auch ein Symptom oder Hinweis auf zu viel Konsum von Fruktose, Laktose, Sorbit oder anderen Stoffen.

Die Karenzphase beginnt

Es ist so weit! Wir können damit beginnen, Ihren Darm wieder auf Vordermann zu bringen. Zuerst schauen Sie sich alle Lebensmittel-Verpackungen an, die Sie in Ihrer Küche finden. Lesen Sie genau die Zutatenlisten. Sie werden feststellen, dass in vielen Produkten Zutaten stecken, die schlecht sind bei Fruktoseintoleranz. Werfen Sie diese Lebensmittel weg oder besser: Verschenken Sie sie. Richten Sie sich im Kühlschrank und im Küchenschrank ein Fach nur für Ihre Produkte ein. Das ist von Vorteil, wenn man eine Familie hat. Zutatenlisten auf Verpackungen sind so aufgebaut, dass die enthaltene Menge der Zutat abnimmt, je weiter hinten sie steht. „Zucker" als erstes Wort in der Zutatenliste ist also nicht ideal, als letztes Wort einer langen (!) Liste ist es vermutlich unbedenklich.

Folgende Zutaten sollten in der Karenzphase gemieden werden:

Info

Glukose-Fruktose-Sirup besteht zu 5-50% aus Fruktose. Ab 51% Fruktosegehalt spricht man von Fruktose-Glukose-Sirup.

- ◆ Agavensirup
- ◆ Ahornsirup
- ◆ Fruktane
- ◆ Fruktose
- ◆ Fruktosesirup, Fruktose-Glukose-Sirup
- ◆ Glukose-Fruktose-Sirup
- ◆ Isoglukose
- ◆ Honig
- ◆ Inulin
- ◆ Invertzucker
- ◆ Isomalt (E 953)
- ◆ Laktit (E 966)
- ◆ Maissirup, HFCS
- ◆ Maltit (Maltitol, E 965, Maltitol-Sirup)
- ◆ Mannit (Mannitol, E 421)
- ◆ Oligofruktose
- ◆ Polysaccharide
- ◆ Polyole wie Sorbit, Xylit, Mannit …
- ◆ Fruchtzubereitung
- ◆ Zucker, Haushaltszucker, Saccharose, Sucrose, Karamell

Vorsicht bei „fruktosefrei" als Angabe auf Verpackungen

Die Industrie ist in letzter Zeit auch auf Personen mit Fruktoseintoleranz aufmerksam geworden. Auf Verpackungen liest man immer häufiger „ohne Fruktose" oder „fruktosefrei". Hier ist große Vorsicht geboten! Der Teufel liegt im Detail: Zucker, also Saccharose, wird im Darm in Glukose und Fruktose aufgespalten. 10 g Zucker bestehen also aus je 5 g Fruktose und Glukose. Laut Gesetz ist „Fruktose" etwas anderes als „Zucker". Lebensmittel, denen kein zusätzlicher Fruchtzucker (keine freie Fruktose) beigemengt wurde, dürfen als „fruktosefrei" bezeichnet werden – gleichgültig, wie viel Zucker sie enthalten.

Das Gesetz kümmert nicht, was mit dem Zucker im Körper passiert, was auch legitim ist. Und solange er außerhalb des Körpers ist, ist Zucker nun einmal „Saccharose" und nicht „Fruktose". Somit sind bei solchen Produkten immer sehr genau die Zutatenliste und vor allem die Gesamtzuckermenge zu studieren, um bösen Überraschungen vorzubeugen.

Leiden Sie auch an Laktoseintoleranz, vermeiden Sie zusätzlich Zutaten, die Laktose enthalten (siehe Seite 48).

Verträgliche Nahrungsmittel in der Karenzphase

Wie schon erwähnt, steckt in der Erstellung einer aussagekräftigen Nahrungsmittel-Tabelle sehr viel Forschungsarbeit. Es müssen die vorhin genannten Faktoren bezüglich Toleranz einzelner Nahrungsmittel bedacht werden. Vor allem die natürlichen Schwankungen der einzelnen Kohlenhydratgehalte zeigen, dass es nicht sinnvoll ist, Tabellen zu erstellen, die nur auf diese Werte aufbauen und nur diese Werte anzeigen. Wir verzichten in diesem Buch absichtlich auf die Angabe von Fruktose-, Glukose- und anderen Gehalten; die Werte in der nachfolgenden Tabelle sind gering, und alle angeführten Nahrungsmittel sind für die Karenzphase geeignet. Es ist aus-

Tab. 5.

Verträgliche Lebensmittel während der Karenzphase der Fruktoseintoleranz (siehe nächste Seite)

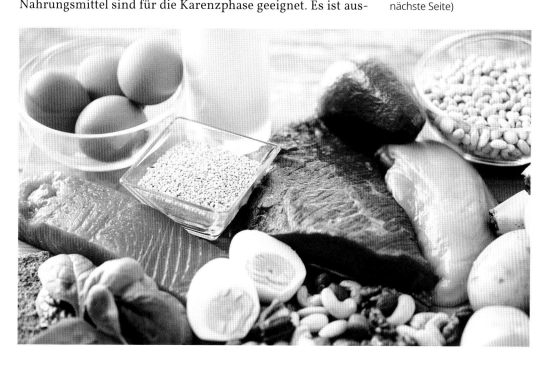

Pflanzliche Produkte	Tierische Produkte
Amarant	Butter *
Apfelessig	Buttermilch *
Avocado	Eier
Buchweizen	Fisch, alle Arten
Chia Samen	Fleisch, alle Arten
Chicoreé (ab 2. Woche)	Hartkäse & Weichkäse ohne Zusätze *
Cranberry	Joghurt, Natur *
Feldsalat (Vogerlsalat)	Meeresfrüchte
Fenchel	Milch *
Gänseblümchen-Blüten	Molke & Molkenpulver *
Getreide, alle Sorten **	Quark (Topfen) *
Grüne Salate (ab 2. Woche)	Sahne (Obers) *
Gurke (ab 2. Woche)	Sauerrahm *
Hefe	Schinken (Bein-, Rohschinken)
Ingwer	Speck
Kartoffel	
Kürbiskerne	**Andere Produkte**
Leinsamen	Kräuter, alle Arten
Mangold	Gewürze, alle Arten
Mohn	Essig (Kräuter- & Apfelessig)
Nudeln (Hartweizengries)	
Quinoa	
Reis, weiß & poliert	
Rhabarber (ab 2. Woche)	
Rucola (ab 2. Woche)	
Sonnenblumenkerne	
Spinat	
Sprossen, frisch	
Teff	
Verjus	
Zucchini (ab 2. Woche)	

* Produkt ist meist laktosehältig und bei zusätzlicher Laktoseintoleranz daher zu meiden.

** Am Anfang der Karenz besser Weißmehl als Vollkorn. Im Lauf der Testphase langsam wieder Vollkornmehle in den Speiseplan einführen.

reichend, wenn Sie sich später in der Testphase mit solchen Werten auseinandersetzen. Weitere Tabellen, auch mit Glukose- und Sorbitangaben, können Sie am nmi-Portal kostenlos herunterladen. Eine Tabelle mit Lebensmitteln in alphabetischer Reihenfolge finden Sie am Ende des Buches. Kartoffeln werden in einigen Büchern und auf ein paar Internetseiten als nicht verträglich in der Karenzphase angegeben. Nach unseren Erfahrungen scheint die Kartoffel für die Karenzphase gut geeignet. Sicherheitshalber sollte man sie aber nicht gleich am ersten Tag probieren, sondern erst in der zweiten Woche. Oft wird empfohlen, die Kartoffeln über Nacht zu wässern, um sie besser verträglich zu machen. Aus unserer Sicht ist das nicht notwendig.

Heilerde in der Karenz

Die tägliche Einnahme von Heilerde während der Karenzphase kann hilfreich sein. Heilerde bindet Schadstoffe und hilft bei der Regulierung der Darmtätigkeit. Sie bindet aber auch Wirkstoffe von Arzneimitteln, weshalb Sie die Einnahme immer mit Ihrem Arzt absprechen sollten. Heilerde sollte man auch nicht über einen zu langen Zeitraum einnehmen. Ein paar Tage sind meist ausreichend.

Was man nicht essen sollte

Neben den erwähnten Lebensmittelzusatzstoffen und Zuckern sollten Sie in der Karenzphase auf Vollkornprodukte, ganz frisches Brot und blähende Nahrungsmittel wie Kohlgemüse, Lauch oder Bohnen verzichten. Auch hier gilt wieder: „Die Dosis macht das Gift!" Schnittlauch ist beispielsweise ein Lauch, aber da Sie ihn nur zum Würzen verwenden und nur 4–5 g pro Portion verzehren, sind die blähenden Stoffe in viel zu geringen Mengen vorhanden, um Probleme zu verursachen.

Auch Kohlensäure bläht. Trinken Sie daher besser Leitungswasser, stilles Mineralwasser und Kräutertee. Alkohol und Koffein sollten Sie gänzlich meiden. Je nach Verträglichkeit kann man eine bis zwei Tassen Kaffee pro Tag zu sich nehmen, mehr sollten es aber nicht sein. Am besten ist, den Kaffee auf vollen Magen zu trinken; morgens auf nüchternen Magen ist die schlechteste Zeit. Vorsicht ist bei Bonbons und Kaugummis geboten. Sie bestehen fast alle aus Zuckeralkoholen und sollten daher vermieden werden.

Seit Jahren hält sich hartnäckig das Gerücht, dass man auch Zahnpasta mit Sorbit vermeiden soll. Da man die Zahnpasta nicht isst, sondern wieder ausspuckt, stimmt diese Aussage nicht. Solange das Sorbit nicht in den Darm gelangt, ist es bei Fruktoseintoleranz unproblematisch! Jucken oder Kribbeln im Mundraum ist kein Symptom von Fruktoseintoleranz. Sollte dies auftreten, sprechen Sie bitte mit Ihrem Arzt darüber. Relevant wäre Sorbit in Zahnpflegeprodukten nur bei Kindern oder Personen, die große Mengen der Zahnpasta verschlucken.

Achtung bei Medikamenten!

Wenn Sie regelmäßig Medikamente einnehmen müssen, sprechen Sie mit Ihrem Arzt. Durch die Ernährungsumstellung verändert sich Ihr Verdauungsapparat. So können gewisse Medikamente möglicherweise besser aufgenommen werden als vorher. Auch der umgekehrte Fall ist möglich. Eine Anpassung der Dosierung wäre dann von Ihrem Arzt zu überlegen. Das Thema ist jedoch sehr komplex, da es auf viele Faktoren ankommt. Daher sei es hier nur kurz erwähnt, auf jeden Fall ist es mit dem Arzt abzusprechen!

Die ersten Tage

Die ersten Tage sind die schwierigsten. Sie waren jahrelang an Ihre Ernährung gewohnt und stellen diese nun radikal um. Alles ist neu, und vermutlich haben Sie immer noch Symptome. Im Downloadbereich des nmi-Portals finden Sie übrigens auch ausdruckbare Hilfekärtchen, die Sie immer in der Geldtasche dabeihaben können. Dadurch wird, besonders am Anfang der Karenzphase, der Einkauf deutlich erleichtert.

Zu Beginn der Karenz sollten Sie vor allem kochen, dünsten und dämpfen; braten erst später. Reis und Nudeln sind empfehlenswerter als Kartoffeln. Lassen Sie Gemüse und Obst vollständig weg. Nudeln mit Ei, Reis mit Parmesan, Eierspätzle mit Schinken, Fisch oder Huhn mit Reis oder Nudeln; dazu am besten reines Leitungswasser oder magenschonende Kräutertees trinken. Alles ähnelt einer Schonkost, wie man sie nach einer Magen-Darm-Grippe empfiehlt. Sollten Sie zusätzlich an Histaminintoleranz leiden, lassen Sie den Parmesan und den Fisch weg. Verzichten Sie in den ersten Tagen auch auf Brot, außer Sie backen es selbst und wissen daher genau, was darin enthalten ist. Gewisse Knäckebrote kann man in den ersten Tagen auch essen, doch ist dabei Vorsicht geboten. Lesen Sie genau die Zutatenliste! Es gibt viele Knäckebrote, die Laktose oder Zucker enthalten. Zwieback ist nicht zu empfehlen, weil er sehr viel Zucker enthält. Als Brotbelag bieten sich Käse, Butter oder selbst gemachter Liptauer (Vorsicht bei Laktoseintoleranz und Histaminintoleranz) sowie Schinken an. Wurst lassen Sie am Anfang besser weg, weil ihr sehr oft Zucker und andere Stoffe beigefügt sind. Auch hart gekochte Eier oder Spiegeleier bieten sich an.

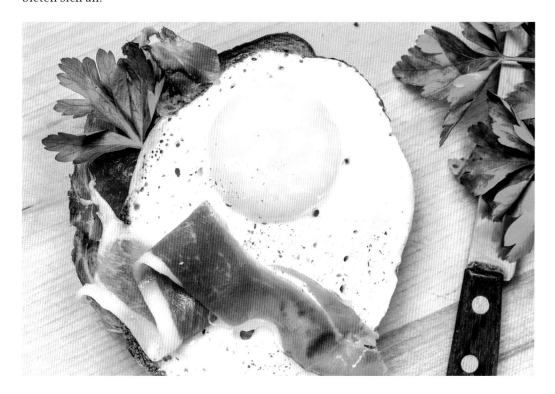

In den meisten Fällen tritt nach drei Tagen eine deutliche Besserung ein. Bauchschmerzen, Übelkeit und Durchfälle verschwinden meistens am schnellsten, auch Bauchkrämpfe und Blähungen lassen schnell nach. Ich erinnere mich noch genau an den Ort und an den Tag, als ich gemerkt habe, wie gut es mir plötzlich ging. Ich stand an einer Fußgängerampel und fühlte mich wohl. Als es grün wurde und ich losging, war ich glücklich. Das klingt vielleicht pathetisch, aber es zeigt, wie sehr sich Ihr Lebensgefühl durch die richtige Ernährung ändern kann. Ähnliche Geschichten habe ich von vielen Betroffenen gehört.

Persönlicher Erfahrungsbericht von Astrid:

Ich habe intestinale Fruktoseintoleranz und koche, seit ich das weiß, bewusster und bereite vieles selbst zu. An den Wochenenden teste ich, um meine Nahrungsmittelliste zu erweitern. So falle ich auch nicht als Arbeitskraft aus, falls es mal schiefgehen sollte. Damit ich auf Süßes nicht ganz verzichten muss, backe und koche ich mit Traubenzucker – z. B. Kuchen, Plätzchen oder Konfitüre. Das kommt auch bei meiner Familie super an. Natürlich backe/koche ich für sie auch „normale" Sachen. Beim Einkauf achte ich immer auf den Zuckergehalt der Lebensmittel und habe schon eine lange Liste verträglicher Produkte. Da ich mich jetzt gesünder und bewusster ernähre, wirkt sich das positiv auf meine Stimmung und Gesundheit aus. Tagelang bin ich total happy, wenn ich etwas „Neues" vertragen habe. Und somit sind es die vielen, wenn auch kleinen Fortschritte, die mich immer wieder aufs Neue ermutigen und erfreuen. Es ist sozusagen zu einer Sammelleidenschaft von verträglichen Lebensmitteln und somit auch von Erfolgserlebnissen geworden.

Die ersten zwei Wochen

Sie sollten schon eine Besserung spüren. Haben Sie immer noch Symptome, so verzweifeln Sie nicht. Es kann bei einigen Menschen länger dauern, bis sich der Darm beruhigt. Achten Sie aber genau darauf, keine Karenz-Sünden zu begehen. Sollten Sie Heißhunger auf Süßes haben, probieren Sie ein Traubenzuckerbonbon oder eines unserer süßen Rezepte. Lesen

Sie aber auch dabei kritisch und genau die Zutatenliste! Es gibt mittlerweile eigene Marken und Produkte für fruktoseintolerante Naschkatzen, die aber aus unserer Sicht besser in der Testphase und Dauerernährung hin und wieder gegessen werden sollten, nicht in der Karenzphase.

Sie können nun beginnen, weitere Speisen zu probieren – Zucchini z. B. oder Kartoffeln. Versuchen Sie verschiedene Rezepte aus dem Rezeptteil und bauen Sie als Erstes Mangold, Sprossen, Salat und Gurken in den Speiseplan ein. Diese Produkte haben viel Folsäure und sind sehr gut verträglich. Beginnen Sie langsam, aber probieren Sie jeden Tag etwas Neues. Überfordern Sie Ihren Körper nicht mit einem Festmahl und kauen Sie die Nahrung ausreichend! Tasten Sie sich in den kommenden Tagen langsam an die neue Ernährungsweise heran, behalten Sie dabei aber immer im Hinterkopf, dass Sie fasten und Ihrem Darm damit Ruhe und Erholung gönnen. Es kommt manchmal vor, dass in dieser Zeit Ihre Verdauung vollkommen verrückt spielt. Oft wird von Verstopfung oder sehr hartem Kot berichtet. Das ist normal und sollte sich in den kommenden Tagen einpendeln, wenn wieder Ballaststoffe zugeführt werden. Nach spätestens zwei Wochen sollte es Ihnen viel besser gehen. Ist danach keine Besserung zu merken, gehen Sie bitte mit Ihrem Ernährungstagebuch schnell zum Arzt und besprechen weitere Schritte. Es könnte eine andere, bisher unerkannte Erkrankung oder Intoleranz vorliegen.

Die letzten zwei Wochen

In den letzten zwei Wochen der Karenzphase dürfen Sie ein bisschen übermütiger werden. Nahrungsmittel, die Sie gut vertragen haben, dürfen Sie in größeren Mengen verkochen. Probieren Sie auch wenig Zwiebel und Knoblauch (niemals roh!), testen Sie Bananen oder Mandarinen, Pilze oder Brokkoli. Aber alles in kleinen Mengen und immer nacheinander! Würden Sie alles auf einmal essen, könnten Sie Ihre Symptome nicht zuordnen. Führen Sie also immer nur ein Nahrungsmittel pro Mahlzeit neu ein und warten dann 24 Stunden, ob Sie Symptome verspüren!

Viele Betroffene beenden die Karenzphase schon nach drei Wochen und beginnen in der vierten bereits mit der Testzeit. Der Übergang ist sicherlich fließend. Ich habe das Ende der Karenzphase so erlebt, dass ich einen wahren Heißhunger auf eine Marille (Aprikose) bekam. Und das, obwohl ich die Frucht nie gern gegessen habe. Also habe ich mir eine Marille gekauft, gegessen und sie bestens vertragen. Mir war in dem Moment klar: Die Karenzphase ist vorbei, ich habe gelernt, auf meinen Körper zu hören.

Einmal im Jahr: Fruktose-Fasten

Es hat sich gezeigt, dass ein- oder zweimal im Jahr ein Fruktose-Fasten guttut. Auch wenn Sie Ihre Ernährung schon im Griff haben, Sie werden trotzdem immer wieder Ernährungssünden begehen. Das ist normal. Wie im Abschnitt „Essen und Fasten" (Seite 69) erwähnt, ist das Konzept des Fastens generell gesund. Wir empfehlen daher allen Fruktose-Profis, einmal im Jahr etwa zwei Wochen Karenzphase zu halten. In unserem Kulturkreis bietet sich die Fastenzeit an. Vor allem auch, weil man dann nicht von anderen komisch angeredet wird – im Gegenteil, wer in der Fastenzeit verzichtet, erntet oft respektvolle Blicke und Zustimmung.

Die Testphase

Probieren Sie alles, worauf Sie Lust bekommen. Aber achten Sie auf die Menge, auf Ihre Symptome und vor allem auf das, was Ihnen der Körper sagt. Die Zeit nach der Karenzphase ist kein Freibrief! Die Intoleranz ist vermutlich nicht abgeheilt, Ihr Darm ist „bloß" zur Ruhe gekommen. Experimentieren Sie mit der Ernährung und finden Sie Ihre persönliche Verträglichkeit! In unserer Studie zum Verträglichkeitsindex von Nahrungsmitteln wurde eines sehr klar: Es gibt kein Nahrungsmittel, das von allen Betroffenen sehr gut vertragen wird; sogar Reis wurde von etwa 2 % als schlecht verträglich angegeben. Das Hören auf den eigenen Körper ist das Wichtigste.

Die Testzeit dient hauptsächlich dazu herauszufinden, was und wie viel Sie vertragen und was und wie viel Ihnen guttut. Etwa sechs Monate geben wir in diesem Buch dafür an, die Wahrheit ist aber, dass man die Dauer nicht genau festlegen kann. Im Prinzip werden Sie immer testen müssen, denn je nach persönlicher Befindlichkeit werden sich Ihre Verträglichkeiten ändern. So ist es normal, dass man im Urlaub – meistens ist man da stressfrei – Nahrungsmittel verträgt, die man zu Hause nicht essen kann. Es ist normal, dass man immer wieder z. B. Zucchini isst, sie gut verträgt und dann, eines Tages, Zucchini einmal eben nicht verträgt. Die Verträglichkeit ist von so vielen Faktoren abhängig, dass sie nicht klar festgelegt werden kann. Einige Variablen sind Reifegrad, Sorte, Zubereitungsart, Stress, Mikrobiom, Infekte, Fettgehalt des Nahrungsbreis oder Tagesverfassung. Aber nach etwa sechs Monaten sollten Sie Ihre Ernährungsweise und Ernährungsgewohnheiten so weit im Griff haben, dass ein normales Leben möglich ist.

Die Tabelle am Ende des Buches kann Sie bei der Suche nach Verträglichkeiten und einer ausgewogenen Ernährung unterstützen. Die Tabelle finden Sie auf Seite 219.

Die Dauerernährung

Ziel soll sein, dass Sie sich trotz Ihrer Unverträglichkeiten und Allergien ausgewogen, gesund und ohne große Einschränkungen ernähren können. Wir können nur aus unserer Erfahrung sprechen und sagen, dass wir heute mit unseren Intoleranzen (Laktose, Fruktose bzw. Fruktose, Histamin) bestens zurechtkommen. Nur im Urlaub gibt es hin und wieder Probleme, die aber durchaus mit guter Planung umgangen werden können. So buche ich niemals Frühstück im Hotel, sondern nehme mir immer verträgliche Nahrungsmittel mit, die ungekühlt haltbar sind. Ich sorge für genügend Laktase und lese mir vorab durch, was in dem jeweiligen Land so gegessen wird. Ich schaue mir auch die Webseiten der Fast-Food-Ketten an und suche gezielt nach verträglichem Essen. Fast-Food? Ja, im Urlaub ist das oft eine einfache, gut verfügbare Notfall-Nahrungsquelle. Fast-Food-Ketten geben im Netz oft sehr genau die Inhaltsstoffe ihrer Produkte an. Vor allem hier kann man gut in Foren auf die Erfahrung anderer zurückgreifen. Bei Histaminintoleranz gestaltet sich die Sache natürlich je nach Land schwieriger, ist aber auch lösbar.

Nach geglückter Karenzphase und in Zusammenarbeit mit Ihrem Arzt und einem Ernährungsexperten (Ökotrophologen, Diätologen …) können Sie sich ein Ernährungskonzept ausarbeiten, mit dem Sie sich gut und symptomfrei ernähren können. Das Ernährungskonzept hängt natürlich von Ihren Lebensumständen ab. Gehen Sie oft in eine Mensa oder kochen Sie immer selbst? Frühstücken Sie oder essen Sie zu Mittag das erste Mal? Haben Sie Gewichtsprobleme oder zusätzliche Erkrankungen? All das sollte berücksichtigt werden, weshalb eine professionelle Begleitung für eine nachhaltige Ernährungsumstellung so wichtig ist.

Übrigens: Schlagen Sie trotzdem manchmal über die Stränge! Klingt zwar komisch, aber das bewusste „Übertreiben", also das Überreizen Ihrer Toleranzschwelle, trainiert Ihre Verdauung und fördert die Fruktosetoleranz. Verzichten Sie auch nicht zu 100 % auf Zuckeralkohole wie Sorbit. Auch hier gilt: Reizen Sie manchmal Ihre Verdauung. Natürlich sollte man das nicht am Tag vor einem wichtigen Termin machen, und es versteht sich von selbst, dass wir hier von einem Überreizen mit Maß und Ziel sprechen!

Zum Schluss noch ein paar hilfreiche Tipps für die Langzeit- oder Dauerernährung bei Fruktoseintoleranz. Wie schon erwähnt, schadet eine jährliche Fastenzeit nicht, im Gegenteil, eine solche ist sogar sehr zu empfehlen.

Tipps & Tricks für die Langzeiternährung

Brot selber backen

Lernen Sie Brot zu backen! Gekauftes Brot enthält oft unverträgliche Zutaten. Bei selbst gebackenem Brot wissen Sie, was drin ist. Brot backen ist nicht leicht, man braucht Übung und Geduld. Die ersten Versuche werden vermutlich nicht gelingen, aber Übung macht den Meister. Ein Brotbackautomat ist eine sinnvolle Investition, und seine Anschaffung rechnet sich nach wenigen Monaten!

Der Traubenzucker-Trick

Traubenzucker erleichtert bei den meisten Patienten die Aufnahme von Fruktose im Dünndarm. Dies ist jedoch individuell unterschiedlich und hängt von der Anzahl der noch funktionierenden GLUT-5-Transporter ab und auch von der Menge der Fruktose, die man dem Darm zuführt. Zu berücksichtigen ist die Gesamtfruktose pro Tag, weil man mit dem „Traubenzucker-Trick" nur eine gewisse Menge an Fruktose verträglicher machen kann. Wichtig ist vor allem, dass Traubenzucker sehr schnell und eher am Anfang des Dünndarms resorbiert wird, während Fruktose relativ lange im Darm verbleibt und später resorbiert wird. Das heißt, wenn man 1 g Fruktose und 1 g Glukose zu sich nimmt, ist bereits nach kurzer Zeit wieder ein Fruktoseüberschuss vorhanden (weil die Glukose schneller aufgenommen wurde). Daher empfiehlt es sich, mehr Glukose als Fruktose zu sich zu nehmen. Bitte beachten Sie aber die Hinweise zum Glukosekonsum im Kapitel „Tipps, Tricks & Gerüchte bezüglich Karenzphase" (Seite 76). Der Traubenzucker-Trick empfiehlt sich für Urlaube oder Essenseinladungen.

Tabletten, die helfen können

Auch für intestinale Fruktoseintoleranz gibt es mittlerweile Hilfe in Tablettenform. Die Produkte enthalten das Enzym Xylose Isomerase (manchmal auch Glukose Isomerase genannt), das Fruktose im Dünndarm in Glukose, aber auch Glukose in Fruktose umwandelt. Im Prinzip wendet man hier den „Traubenzucker-Trick ohne Traubenzucker" an, denn die gegessene Fruktose wird zu Glukose umgewandelt und dann aufgenommen. Das Enzym hat die Eigenschaft, immer ein Gleichgewicht zwischen Fruktose und Glukose herstellen zu wollen. Wenn von beiden Zuckern gleich viel vorhanden ist, wandelt es daher keine Fruktose mehr um. Da aber Glukose sehr schnell resorbiert wird, kommt es im Darm zu keinem Gleichgewicht – und so kann fast die gesamte Fruktose umgewandelt werden.

Wichtig! Das Enzym wird ab ca. 60 °C deaktiviert; man sollte es also nicht in heiße Speisen einrühren oder im Urlaub im heißen Auto zurücklassen!

Muss man zeitlebens völlig auf Fruktose verzichten?

Die klare Antwort: Nein! Nur in der Karenzphase sollte man Fruktose so gut wie möglich vermeiden. Danach kann man mit kleinen Mengen experimentieren, bis man „seine Dosis" herausgefunden hat. Wir wissen heute, dass völliger Verzicht auf Fruktose bzw. eine dauerhafte Vermeidungs-Diät die Problematik nur verschärft. Man sollte also unbedingt Fruktose und Zucker essen.

Persönlicher Erfahrungsbericht von Markus:

Vor drei Jahren habe ich die Diagnose „Fruktoseintoleranz" bekommen. Ich habe dann viel gelesen und vier Wochen lang strenge Diät gehalten. Ich habe fast nur Reis, Nudeln und Eier gegessen. Ich habe danach – so gut wie möglich – auf Fruktose verzichtet. Nach wenigen Monaten habe ich immer heftiger auf Fruktose reagiert und jedes Testlebensmittel ganz schlecht vertragen. Mein Arzt hat mir dann erklärt, dass ich einen Fehler gemacht hatte: Man soll Fruktose nicht vollständig weglassen, weil das die Problematik nur verschärft, der Darm gewöhnt sich wohl daran und vermindert die Fruktoseaufnahme noch mehr.

Inzwischen habe ich wieder Fruktose in den Ernährungsplan aufgenommen, und seither geht es mir deutlich besser. Mittlerweile kann ich sogar wieder Bier trinken! Tomaten vertrage ich allerdings immer noch nicht, aber das ändert sich vielleicht noch ...

Wie kann ich bei Fruktoseintoleranz süßen?

Statt Honig oder Zucker können Reissirup, Stevia oder Traubenzucker/Getreidezucker verwendet werden. Mittlerweile gibt es eine Reihe an Produkten, die man zum Süßen trotz Fruktoseintoleranz verwenden kann (siehe Tabelle der Süßungsmöglichkeiten auf Seite 78). Zucker ist meistens in geringen Mengen verträglich, weil er aus gleichen Teilen Fruktose und Glukose besteht. Wenn Sie z. B. vier Löffel Zucker essen, führen Sie damit Ihrem Körper zwei Löffel Fruktose und zwei Löffel Glukose zu. Ich bin dazu übergegangen, mir meinen eigenen „Zucker" zu mischen. Ich mische dafür 1/6 Getreidezucker, 1/6 Xylit, 1/3 Erythrit und 1/3 normalen Zucker. Diese Mischung verwende ich dann fürs Backen. Manchmal verändere ich diese Mischung auch und lasse das Xylit weg, verringere das Erythrit und erhöhe den Zucker.

Wann und wie viel Obst sollte ich essen?

Obst ist am besten nach einer Hauptmahlzeit und eher am Nachmittag verträglich. Eine morgendliche Banane ist meistens schlechter verträglich als eine Banane in Naturjoghurt als mitttägliche Nachspeise. Auch hier gilt: Individuelle Verträglichkeit beachten!

Sojamilch, Reismilch und anderer Milchersatz

Wenn Sie an zusätzlicher Laktoseintoleranz leiden, steigen Sie auf Pflanzenmilch oder laktosefreie Milch um. Achten Sie bei Pflanzenmilch auf Zuckerzusätze! Produkte ohne zugesetzten Zucker sind sehr gut verträglich und eignen sich hervorragend zum Kochen und Backen. Ideal sind auch Produkte mit zugesetztem Calcium. Vor allem Reismilch und Kokosmilch verwenden wir in unseren Rezepten sehr häufig. Bei laktosefreien Milchprodukten ist die Laktose in ihre zwei Einzelzucker aufgespalten. Dies ist bei Fruktoseintoleranz unbedenklich.

Blutbild und Substitution

Lassen Sie regelmäßig von Ihrem Arzt ein Blutbild machen. Lassen Sie hier auch Folsäure, Zink, Vitamin D und andere Vitamine kontrollieren. Nehmen Sie niemals auf Verdacht Vitaminpräparate ein. Nur weil Sie eine Intoleranz haben, heißt das nicht, dass Sie auch einen Mangel an anderen Stoffen haben!

Reisen mit Intoleranzen

Wie schon erwähnt, informieren Sie sich vor Ihrer Reise z. B. im Internet über die regionale Küche Ihres Urlaubsortes. Erkundigen Sie sich in Internetforen, ob schon jemand in dem Land auf Urlaub war und vielleicht Tipps geben kann. Als Beispiel sei Thailand angeführt. Als ich zum ersten Mal dort war, hatte ich eine Dose Laktasetabletten mitgenommen. Sie waren schnell aufgebraucht, weil das Touristenessen stark laktosehältig war. Ich wollte neue Tabletten besorgen, weil die Thais aber keine Milchprodukte essen, gibt es bei ihnen natürlich auch keine Laktase zu kaufen. Die Apotheker schauten mich nur verständnislos an. Ich begann dann, auf lokales Essen zu bestehen und Touristenlokale zu meiden. Da hatte ich keine Probleme mehr – und vor allem bekam ich deutlich besseres Essen! Ein anderes Beispiel sind die USA: Dort gibt es an jeder Ecke Laktasetabletten in den unterschiedlichsten Ausformungen. Enzympräparate für Fruktoseintoleranz und Histaminintoleranz gibt es derzeit hauptsächlich im deutschsprachigen Raum. Man sollte sich also von zu Hause genügend mitnehmen. Auch Traubenzucker mitzunehmen, empfiehlt sich – zumindest für den Notfallplan. Weiters kann man – in Absprache mit dem Arzt – seine Reiseapotheke durch gewisse, die Übelkeit reduzierende und entblähende Medikamente erweitern.

Flugzeugessen

Bei Laktoseintoleranz empfiehlt sich, das koschere Menü zu wählen. Bei den meisten Fluglinien gibt es zwar „laktosefrei" als Menüoption, doch das ist meistens das vegane Menü. Damit haben dann Menschen mit Fruktoseintoleranz ein größeres Problem. Das koschere Menü ist mit großer Wahrscheinlichkeit laktosefrei, wie im Kapitel „Koscher und Laktoseintoleranz" (Seite 50) beschrieben, und schmeckt meistens auch besser als das normale Flugzeugessen. Auch bezüglich Fruktoseintoleranz ist es häufig besser, da nach unserer Erfahrung weniger Zucker und Zuckeralkohole verwendet werden. Sollte man mal ein „milchiges" Essen bekommen, kann man sich immer noch mit Laktasetabletten behelfen. Reisen mit Intoleranzen ist also möglich, man muss nur ein wenig aufpassen und sich vor der Reise genau informieren.

Kleine Kochschule

Dieses Kapitel richtet sich an all jene, die nicht kochen können. Da Sie nun eine Intoleranz diagnostiziert bekommen haben, müssen Sie damit beginnen, selbst zu kochen. Natürlich können Sie sich auch bekochen lassen, doch die Empfehlung geht klar in die Richtung, dass Sie sich mit Ihrer Ernährung nachhaltig auseinanderzusetzen beginnen. Solange Sie nicht wissen, was Sie essen, können Sie sich darauf aber auch nicht einstellen. Das Ziel muss sein, unabhängig von anderen gut essen und beschwerdefrei leben zu können.

Dieses Kapitel richtet sich – wie gesagt – an Kochanfänger und sollte von geübten Köchen übersprungen werden. Wir haben in den letzten Jahren immer wieder Kochkurse veranstaltet, und ich war immer erstaunt, wie viele Menschen es ohne jegliche Kochkenntnisse gibt. Selbst Nudeln zu kochen, kann zum Problem werden. Daher werden wir in diesem Kapitel Grundlagen erklären, die für den geübten Hobbykoch als selbstverständlich gelten.

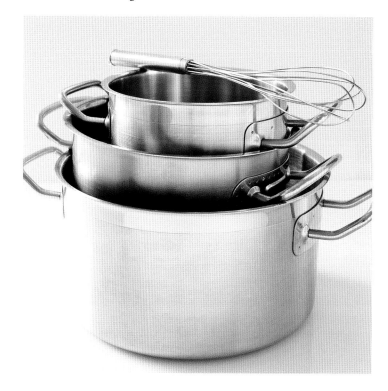

Wichtige Kochutensilien

Sie benötigen eine Grundausstattung. Dazu zählen:

◆ 1–2 kleine Kochtöpfe und 1 großer Kochtopf
◆ beschichtete Bratpfanne (unbeschichtete Pfannen sind nur für Profis!)
◆ 1–2 Schneidbretter
◆ 2–3 Kochlöffel, Schneebesen, Dosenöffner, Schöpfkelle
◆ Bratwender für beschichtete Pfannen
◆ Sieb zum Abseihen von Nudeln oder anderem Gargut
◆ große Salatschüssel aus Glas
◆ Rührschüssel aus Plastik
◆ scharfes Küchenmesser
◆ Geschirrtücher (in der Waschmaschine immer heiß waschen, mindestens 60 °C)

Andere brauchbare Utensilien

Eine Salatschleuder und ein leeres, sauberes Marmeladenglas mit Deckel sind für die Salatzubereitung vorteilhaft. Sehr nützlich sind außerdem: Küchenmaschine oder Pürierstab, Standmixer, Bräter, Dampfgareinsatz, Mörser, Handmixgerät, eventuell auch eine Kompressor-Eismaschine und ein Sushi-Set.

Ein paar Tipps fürs Kochen

◆ Verwenden Sie bei der beschichteten Pfanne immer nur entsprechende Werkzeuge. Metallwerkzeuge zerkratzen die Pfanne und machen sie unbrauchbar!
◆ Geben Sie Küchenmesser und Teflon-Pfannen niemals in die Spülmaschine. Die Messer werden stumpf, die Pfannen können Schaden nehmen.
◆ Schleudern Sie gewaschenen Salat immer in der Salatschleuder! Denn nur auf trockenem Salat verteilt sich das Dressing. Auf nassem Salat rinnt das Dressing ab – und Sie erhalten eine Wasser-Dressing-Mischung am Boden der Salatschüssel.

- Arbeiten Sie sauber! In einer dreckigen und unaufgeräumten Küche kocht es sich ganz schlecht.
- Kochen Sie nicht mit Hunger oder in Eile. Das wird meistens nichts. Nehmen Sie sich Zeit zum Kochen, vor allem wenn Sie noch nicht geübt sind.
- Haben Sie keine Angst, andere Menschen um Rat zu fragen. Wenn Sie jemanden kennen, der gut kochen kann, lassen Sie sich Tipps geben oder kochen Sie gemeinsam.
- Schauen Sie sich TV-Kochshows an. Diese sind nicht nur unterhaltsam, Sie können auch eine Menge von echten Profis lernen.

Grundlagen des Kochens: Speisen garen

Braten

Braten heißt, dass Fett im Spiel ist. Man gibt das Bratgut in wenig heißes Fett und lässt es bei großer Hitze gar werden. Dabei entstehen Röstaromen, die dem Essen den ganz besonderen Geschmack geben. Nimmt man so viel Fett, dass das Bratgut darin schwimmt, dann nennt man das frittieren. Beides ist nicht die beste Zubereitungsart. Vor allem nicht während der ersten Tage der Karenzphase.

Am besten brät man so: Pfanne heiß werden lassen, wenig Öl hineingeben, Platte auf mittlere Stufe zurückdrehen, Bratgut hineingeben, kurz anbraten.

Wichtig ist, dass das Öl nicht zu heiß wird, weil sonst gesundheitsschädliche Stoffe entstehen können. Raucht das Öl, ist es viel zu heiß und darf nicht mehr verwendet werden – also auskühlen lassen und entsorgen. Niemals Wasser in heißes Öl geben oder das heiße Öl in den Ausguss gießen, da es zu einer Verpuffung und zu einer Stichflamme kommen kann!

Zum Braten verwendet man hitzestabile Öle. Das sind Olivenöl, Kokosfett, Sonnenblumenöl oder Schmalz. Salatöle und Gewürzöle wie Rapsöl, Kürbiskernöl oder Sesamöl sollten niemals erhitzt werden!

Dünsten und Dämpfen

Dünsten und Dämpfen ist die schonendste Zubereitungsart – nicht nur für die Nahrung, sondern auch für unseren Körper. Die Nahrung wird in einen heißen Topf mit wenig Flüssigkeit (Wasser oder Suppe) gegeben. Dann wird der Deckel geschlossen, und die Speise gart auf kleiner Flamme im Dampf. Wichtige Stoffe bleiben erhalten. Wichtig ist, dass die Temperatur nicht zu heiß wird. Diese Methode ist ideal für den Anfang der Karenzphase, weil sie die schonendste Methode ist. Es gibt eigene Dampfeinsätze für Kochtöpfe. Sie schauen aus wie faltbare Satellitenschüsseln. Diese „Metallschirme" passen sich jedem Topf an. Sie haben kleine Füße, wodurch das Essen nicht im Wasser schwimmt, sondern nur im Dampf gar wird. Die Folge: Wichtige Inhaltsstoffe werden nicht ausgeschwemmt. Geben Sie nach dem Dämpfen etwas Fett hinzu. Einerseits können manche Vitamine nur aufgenommen werden, wenn auch Fett vorhanden ist, andererseits erhöht Fett die Verweildauer des Speisebreis im Darm. Dadurch kann mehr Fruktose aufgenommen werden.

Für die Mikrowelle gibt es eigene Dampfgarbeutel. Man gibt das Gemüse in den Beutel und gart es ohne Zugabe von Wasser (2–4 Minuten).

Zubereitung bestimmter Grundnahrungsmittel

Gemüse schneiden

Die vornehme Gastronomie kennt eine Vielzahl von Techniken, um Gemüse zu schneiden. Das hat verschiedene Gründe. Zum einen geht es ums Aussehen, zum anderen auch um den Geschmack. Pflanzen bestehen aus Fasern und Flüssigkeit. Je nachdem, wie man eine Pflanze anschneidet, kommt die Flüssigkeit und damit der Geschmack heraus oder verbleibt in der Pflanze. Doch das ist für uns nicht relevant. Seien Sie kreativ! Schneiden Sie das Gemüse so, wie Sie es für richtig halten.

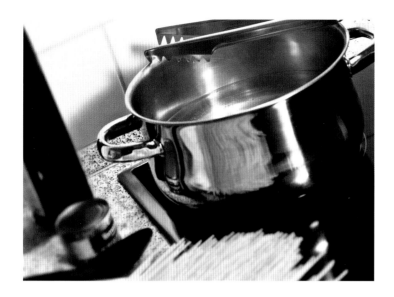

Spätestens beim Essen merken Sie, ob Sie es das nächste Mal vielleicht anders schneiden sollten.

Nudeln kochen

Einen großen, hohen Topf zu etwa 3/4 mit Leitungswasser füllen, auf den Herd stellen und den Herd auf die höchste Stufe schalten. Wenn vorhanden, Deckel auf den Topf geben – das Wasser kocht schneller, und das spart Energie. Wenn das Wasser kocht, Deckel abheben, 3–5 TL Salz ins Wasser geben. Dabei Vorsicht, es sprudelt kurzzeitig stärker. Deckel beiseitelegen. Nudeln in den Topf geben und mit dem Kochlöffel immer wieder umrühren, damit die Nudeln nicht verkleben. Temperatur etwas zurückschalten, das Wasser sollte immer leicht köcheln. Nach der Garzeit (steht auf der Nudelpackung) ein Sieb ins Waschbecken stellen, Nudeln vorsichtig hineinkippen. Achtung, der aufsteigende Wasserdampf ist sehr heiß, daher Kochhandschuhe verwenden. Die Nudeln können nun angerichtet oder weiterverarbeitet werden.

Reis kochen

Zwei Tassen Leitungswasser in einem Topf mit Deckel zum Kochen bringen. Herd auf niedrigste Stufe stellen, eine Tasse

Reis ins Wasser geben und je nach Reisart bis 20 Min. zugedeckt auf kleinster Stufe garen (Reis wird meist im Wasser–Reis-Verhältnis 2:1 gekocht; ist weniger Reis gewünscht, daher eine halbe Tasse Reis und eine ganze Tasse Wasser verwenden). Sobald sich kleine Löcher im Reis bilden und kein Wasser mehr im Topf ist, ist der Reis fertig.

Eier kochen

Eier kocht man entweder hart oder weich. Der Unterschied liegt einzig in der Garzeit. Gewünschte Anzahl Eier in einen Topf geben, kaltes Leitungswasser zugießen, bis die Eier gut bedeckt sind. Wasser zum Kochen bringen; sobald das Wasser brodelt, beginnt die Zeitnehmung: Ein weiches Ei benötigt etwa 4–5 Minuten, ein hartes etwas mehr als 7 Minuten. Die Garzeiten sind auch abhängig von der Größe des Eis und der Seehöhe des Kochorts.

Kartoffeln kochen

Kartoffeln kann man vielfältig zubereiten. Wir stellen hier eine Methode vor, die für die Karenzphase am besten geeignet ist. Einen ausreichend großen Topf zur Hälfte mit Leitungswasser füllen, zudecken (wenn ein Deckel vorhanden; das Wasser kocht schneller, und Sie sparen Energie), auf den Herd stellen und auf höchste Stufe drehen. Mit dem Sparschäler Kartoffeln schälen, in 2 cm dicke Würfel schneiden. Sobald das Wasser kocht, mit 3 TL Salz würzen – Vorsicht, es sprudelt kurzzeitig stärker! Herd auf mittlere Stufe stellen und Kartoffelstücke ins Wasser geben. Mit einer Gabel in eine Kartoffel stechen, um zu erfahren, wie sich eine rohe Kartoffel anfühlt. Vorgang nach 10 Min. wiederholen. Fühlt es sich noch fest an, Kartoffeln weitere 5 Min. kochen. Wiederholen, bis sich die Kartoffel weich anfühlt. Sieb ins Waschbecken stellen, Kartoffeln vorsichtig hineinkippen. Kochhandschuhe verwenden, weil der aufsteigende Wasserdampf sehr heiß ist! Die Kartoffeln können nun angerichtet oder weiterverarbeitet werden.

Üblicherweise kocht man Kartoffeln mit der Schale, bis sie weich sind, gießt das Wasser ab und schält sie dann. Dadurch bleiben die Stärke und andere Inhaltsstoffe in der Kartoffel erhalten. Durch die vorher beschriebene Methode wird viel Stärke ausgeschwemmt, was in der Karenzzeit von Vorteil sein kann. Manchmal liest man, dass man die geschälten Kartoffeln vor dem Kochen 24 Stunden lang wässern soll. Das kann man machen, ist aber nach unserer Erfahrung nicht notwendig, wenn man die Kartoffeln so wie oben beschrieben kocht.

Trauen Sie sich an den Herd!

Kochen ist keine Hexerei! Sie müssen kein Sterne-Koch werden, es reicht, wenn Sie fähig sind, sich gesundes und schmackhaftes Essen selbst zuzubereiten. Bekanntlich ist noch kein Meister vom Himmel gefallen – also verzweifeln Sie nicht, wenn anfangs ein paarmal etwas danebengeht. Aus Fehlern lernt man, vor allem beim Kochen! Beginnen Sie Ihre Koch-karriere vor allem nicht mit schwierigen Gerichten, sondern tasten Sie sich langsam ans Kochen heran.

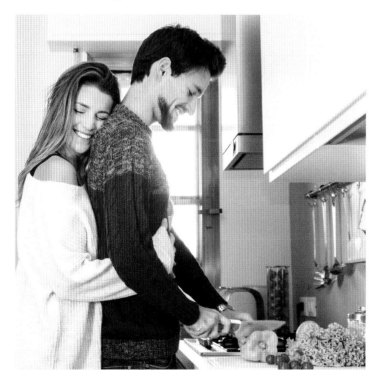

Wichtige Hinweise für die Rezepte

Unsere Rezepte sind alle bei Fruktoseintoleranz und Laktoseintoleranz geeignet. Wir haben auch angegeben, ob die Speisen vegan, glutenfrei oder histaminarm sind. Vor allem bei Histaminkarenz müssen Sie auch auf die Lagerung der Produkte achten. Stellen Sie sich frische Kräuter in die Küche! Oregano, Basilikum, Schnittlauch oder Salbei sollten in keiner Küche fehlen. Durch die Gewürze kommt mehr Geschmack ins Essen, und Sie können Salz sparen. Auch wenn Thunfisch bei Fruktose- und Laktoseintoleranz gut verträglich ist, so haben wir aus ethischen Gründen auf Thunfisch-Rezepte verzichtet. Sollten Sie andere Fischarten essen, achten Sie bitte auf nachhaltige Fischerei. Auch bei anderen Produkten bitten wir Sie, auf Qualität zu achten. Bio-Eier aus Freilandhaltung oder lokales Biofleisch aus Weidehaltung sind von besserer Qualität. Biopaprika aus lokaler Produktion sind natürlicher und ökologischer als Gemüse, das von weither transportiert werden muss. Natürlich ist die Entscheidung jedem selbst überlassen; wir haben in unseren Rezepten diese Grundsätze aber beachtet. Die Rezepte sind – außer es ist anders angegeben – für zwei Personen berechnet. Für mehr Personen können Sie die Angaben einfach hochrechnen.

Einige Rezepte sind so gestaltet, dass die ganze Familie, auch die Personen, die nicht in der Karenz sind, davon essen können. Die für die Karenz unverträglichen Nahrungsmittel sind dann entsprechend gekennzeichnet. Viele Rezepte können in der Karenz gegessen werden und dann mit kleinen Adaptationen für die Testphase verwendet werden. Wir haben auch ein paar Rezepte für die Dauerernährung für Sie kreiert. Vor allem im Bereich der Süßspeisen haben wir uns ein paar verträgliche Rezepte einfallen lassen.

Wir kochen viel mit Pflanzenmilch wie ungezuckerter Reismilch, Kokosmilch oder Sojamilch. Diese sind auch bei Fruktoseintoleranz gut verträglich. In der Karenz ist es teilweise besser, stattdessen (laktosefreie) Kuhmilch zu verwenden, da diese sicher keine Fruktose enthält. Die pflanzlichen Alternativen können dann in der Testphase bzw. Dauerernährung verwendet werden. Vor allem Vegetarier und Veganer sollten

Pflanzenmilch immer mit ein wenig Proteinpulver versetzen (1–2 TL auf 250 ml), da man sonst leicht in eine Eiweiß-Unterversorgung geraten könnte.

Natürlich kann man Essen aufwärmen, achten Sie aber darauf, vor allem in den ersten Tagen der Karenz, stärkehaltige Speisen nicht aufzuwärmen (Stichwort „resistente Stärke" auf Seite 29).

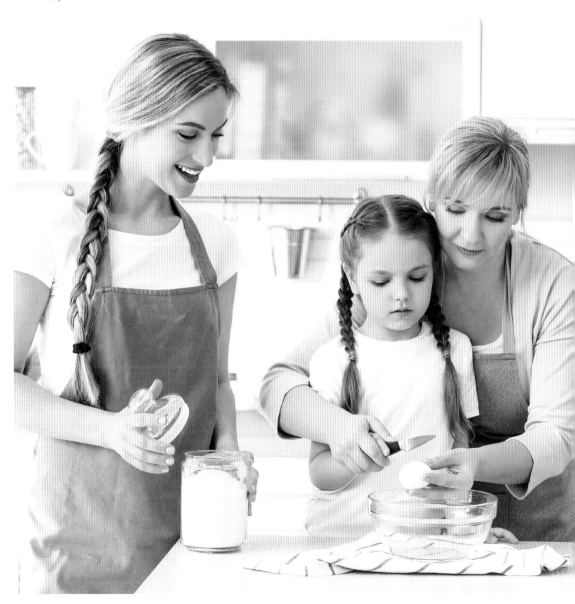

Karenzplan für die erste Woche

Der folgende Karenzplan wurde in Zusammenarbeit mit einer Diätologin erarbeitet und steht beispielhaft für eine mögliche erste Woche. Er soll nur als Orientierung dienen. Abhängig von Ihrer persönlichen Ernährung müsste Ihr Plan von einem Ernährungs-Experten ausgearbeitet werden, da man auch Nahrungsmittelmengen, die sportliche Aktivität, den Grundumsatz usw. miteinbeziehen muss.

Snacks sind optional, aber wichtig. Trinken Sie am besten in den ersten Tagen nur Wasser und Tee, verzichten Sie auf Koffein und Kohlensäure. Achten Sie bei Fertigprodukten (z. B. flüssigem Stevia) immer auf die Zutatenliste!

Essverhalten

Wie im Buch mehrfach erwähnt, ist Ihre Einstellung zum Essen wichtig. Hastiges Schlingen, gestresstes Essen zwischen Tür und Angel oder das schnelle Futtern einer Wurstsemmel im Auto am Weg zur Arbeit sind absolut kontraproduktiv. Nehmen Sie sich, vor allem in der Karenz, aber auch ganz generell, Zeit zum Essen. Sie haben diese Zeit, ganz sicher! Essen Sie nicht beim Fernsehen oder Zeitunglesen, sondern konzentrieren Sie sich auf die Nahrungsaufnahme. Kauen Sie gut (die enzymatische Verdauung beginnt schon im Mund beim Kauen), schlingen Sie nicht, lassen Sie sich Zeit.

Essen Sie pro Portion lieber weniger, dafür 3–5-mal am Tag (daher die Snacks im Karenzplan). Wer nur 1 oder 2 große Mahlzeiten am Tag zu sich nimmt, tut sich und seinem Verdauungstrakt nichts Gutes. Versuchen Sie, ausgewogen zu essen. Natürlich darf und soll man – nach der Karenzphase (!) – „sündigen", aber eben nur manchmal.

In der Dauerernährung sollten Sie Ihre Fruktosetransporter immer wieder einmal reizen, d. h. gehen Sie hin und wieder an Ihre Grenzen. Dauerhafte fruktosearme und sorbitarme Ernährung ist absolut kontraproduktiv!

Karenzplan Beispiel für die erste Woche

Tag 1

Frühstück	Snack	Mittagessen	Snack	Abendessen
„Österreichisches Früh-stück" (S. 137); Kräutertee, kein Kaffee	Naturjoghurt, mit Stevia oder Trauben-zucker gesüßt, mit Zimt verfeinert	„Fried Rice" (S. 154), nur mit Ei	Maiswaffeln oder Brot mit Käse	„Gekochtes Huhn mit Salat" (S. 163) aber ohne Salat, dafür mit etwas „Rösti" (S. 147)

Tag 2

Frühstück	Snack	Mittagessen	Snack	Abendessen
„Liptauer Ecken" (S. 136)	„Nussmix" (S. 196), 3–5 Nüsse	„Fried Rice" (S. 154) mit Huhn	Naturjoghurt mit Quit-tenmus (S. 208)	„Couscous-Laibchen" (S. 172) mit grünem Salat

Tag 3

Frühstück	Snack	Mittagessen	Snack	Abendessen
Käsebrot	Knäckebrot mit Liptauer	„Eiernockerl" (S. 156) mit grünem Salat	„Nussmix" (S. 196)	„Steak" (S. 157) mit Reis und Blattspinat

Tag 4

Frühstück	Snack	Mittagessen	Snack	Abendessen
„Porridge" (S. 134)	„Fruchtjoghurt" (S. 209)	„Spinatomelette" (S. 173)	„Kartoffelchips" (S. 198)	„Schinken-Käse-Brot" (S. 135) dazu z. B. „Eingelegte Okra" (S. 145)

Tag 5

Frühstück	Snack	Mittagessen	Snack	Abendessen
„Österreichisches Früh-stück" (S. 137); Kräutertee, kein Kaffee	1 Glas Buttermilch oder Sauermilch (laktose-frei)	„Hühnerfilets mit Kartoffeln" (S. 160)	„Fruchtjoghurt" (S. 209)	„Gurken-Maki-Sushi" (S. 168)

Tag 6

Frühstück	Snack	Mittagessen	Snack	Abendessen
Brot mit Cottage Cheese oder Frischkäse (laktosefrei)	Naturjoghurt mit 1/2 TL Kaffeeinstantpulver	„Reisfleisch" (S. 179) mit wenig Paprika-pulver	„Nussmix" (S. 196)	„Mangold-Wok-Spätzle" (S. 157)

Tag 7

Frühstück	Snack	Mittagessen	Snack	Abendessen
„Pfannkuchen" (S. 112) mit Reissirup	„Amarant-Joghurt" (S. 133)	„Oopsie-Burger" (S. 184) mit „Kartoffel Wedges" (S. 140)	„Chiapudding mit Mus" (S. 205)	Brot mit Käse und Schinken

Rezeptverzeichnis

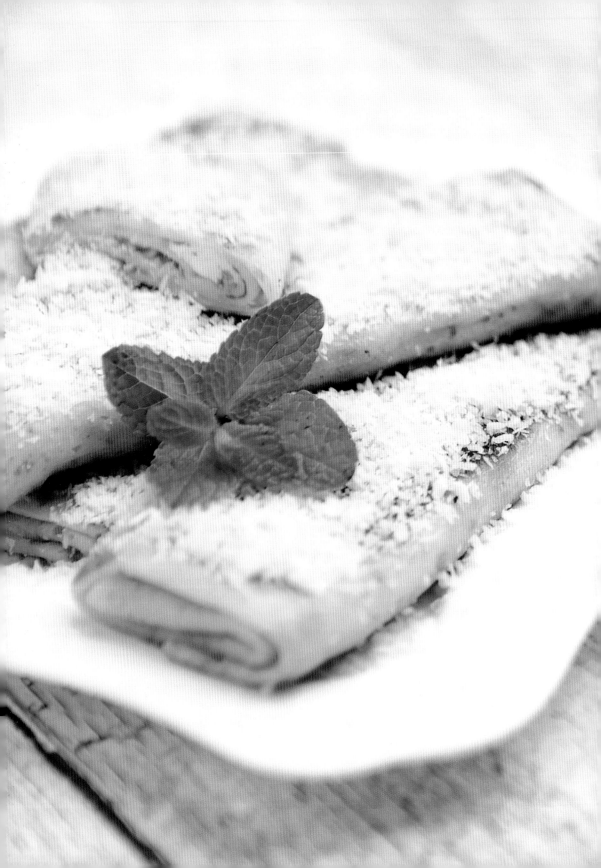

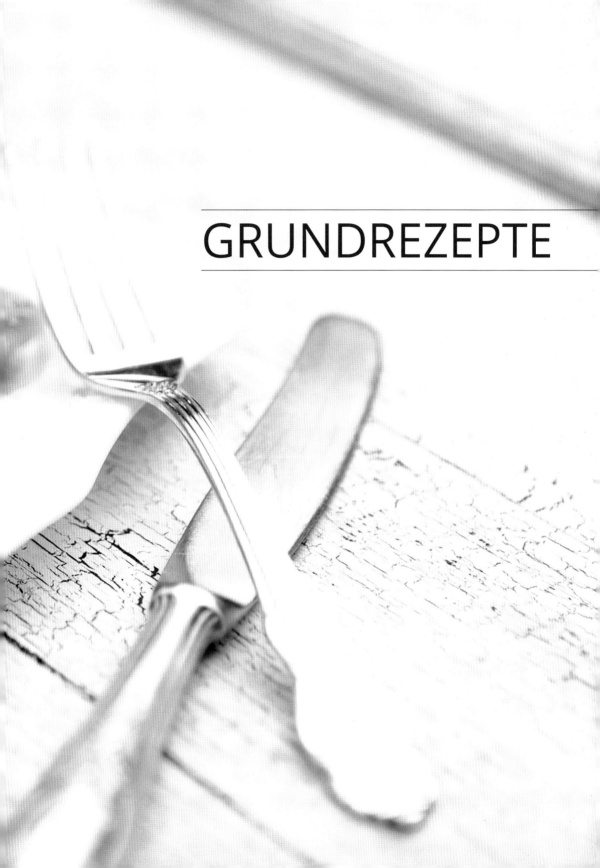

GRUNDREZEPTE

Pfannkuchen
Omelette I Crêpes I Palatschinken I Eierkuchen

✓fruktosearm ✓laktosefrei ✓histaminarm

Man kann, vor allem in der Karenz, die Reismilch durch laktosefreie Kuhmilch ersetzen.

Zutaten
◆ 200 g Mehl, glatt
◆ 2 Eier
◆ 400 ml Reismilch ohne Zuckerzusatz
◆ Öl
◆ 1 Prise Salz

Süße Variante:
2 EL Traubenzucker oder Erythrit zum Mehl geben

Das Rezept ergibt vier Pfannkuchen.

Zubereitung
Mehl, Salz, Eier und Milch in eine Schüssel geben; mit dem Schneebesen verrühren, bis eine gut flüssige Masse entsteht. In der Pfanne wenig Öl erhitzen, einen Schöpfer der Masse mittig hineingeben, die Pfanne mit der anderen Hand langsam schwenken, bis der ganze Boden dünn bedeckt ist. Omelette braten, bis es sich leicht von der Pfanne lösen lässt, mit einer Spachtel vorsichtig umdrehen und auf der zweiten Seite ebenfalls bräunen. Omelette auf einen Teller rutschen lassen; mit der restlichen Masse weitere Omeletten braten. Vor jedem neuen Schöpfer etwas Öl in die Pfanne geben. Pfanne nie zu heiß werden lassen – es empfiehlt sich eine mittlere Temperatur.

Pancakes: Für Pfannkuchen (Pancake) die Masse etwas dickflüssiger machen und den Pfannkuchen kleiner, dafür aber etwas dicker braten.

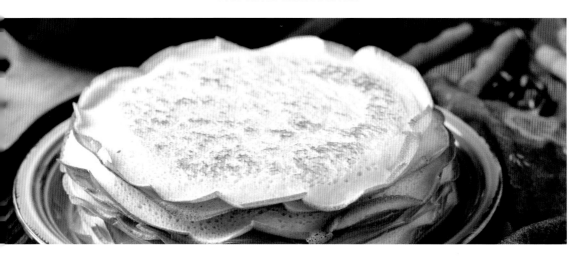

Kartoffelklöße
In Österreich Kartoffelknödel genannt

✓fruktosearm ✓laktosefrei ✓histaminarm ✓glutenfrei

Zubereitung

Kartoffeln weich kochen, schälen und durch die Kartoffelpresse drücken. Masse handwarm abkühlen lassen. Restliche Zutaten dazugeben und den Teig gut vermischen. Mit den Händen Knödel formen und im sprudelnden Salzwasser ca. 20 Min. nicht zugedeckt köcheln lassen.

Die Klöße können als salzige oder als süße Beilage verwendet werden.

Tipp: Am besten gelingen die Knödel im Dampfgarer!

Zutaten

Für 8 Knödel

◆ 600 g Kartoffeln, mehlig

◆ 1 Ei

◆ 2 TL Butter

◆ 80 g Kartoffelstärke

◆ 1 Prise Salz

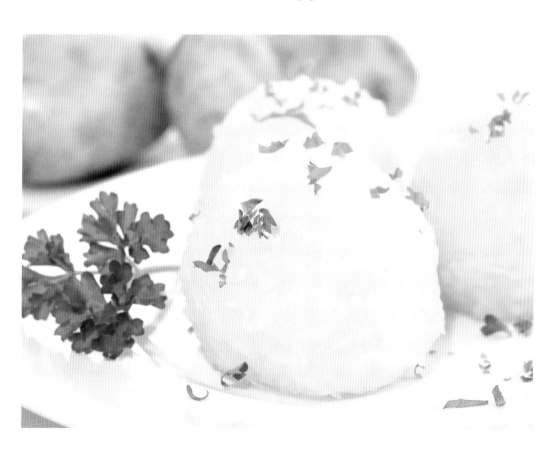

Soja-Senf-Salatdressing
Schnelles Dressing für Salate

✓ fruktosearm ✓ laktosefrei ✓ vegan

Zutaten

- 100 ml Wasser
- 3 EL Apfelessig
- ½ TL Estragonsenf
- 1 Spritzer Sojasauce
- 1 Prise Salatkräuter getrocknet oder frisch
- 1 Prise Salz
- 1 Prise Pfeffer
- 1 EL Olivenöl
- ½ TL Traubenzucker

Zubereitung

Alle Zutaten in eine Schüssel geben und mit dem Schneebesen gut durchschlagen, bis eine Emulsion entsteht. Bevor man das Dressing über den Salat gibt, nochmals abschmecken und mit dem Schneebesen gut aufrühren. Alternativ kann man die Zutaten in ein sauberes, leeres Marmeladenglas geben, Deckel gut verschrauben und ordentlich durchschütteln.

Dieses Dressing lässt sich gut vorbereiten und hält sich auch 1–2 Tage im Kühlschrank.

Kräuterquark
Brotaufstrich, Snack, Grillsauce, ...

✓ fruktosearm ✓ laktosefrei möglich ✓ glutenfrei

Am besten eignen sich Rosmarin, Petersilie, Schnittlauch und Basilikum. Der Kreativität kann man hier aber freien Lauf lassen, da alle frischen Kräuter fruktosearm sind.

Zutaten

- 250 g Quark 20 %
- 4 EL Naturjoghurt
- frische Kräuter
- Salz

Optional

- 1 TL Estragonsenf
- 1 TL Zitronensaft
- ¼ TL gerebelter Knoblauch

Zubereitung

Kräuter waschen, trocken tupfen und klein schneiden. Mit Quark und Joghurt vermengen, salzen und mit einer Gabel gut durchrühren, bis die Masse schön cremig ist. Am besten lässt man die Masse im Kühlschrank 1–2 Stunden durchziehen. Je nach Verträglichkeit oder Geschmack kann man die Creme mit Senf oder Zitronensaft abschmecken. Auch kleine Mengen gerebelter Knoblauch sind ab der Dauerernährung (je nach Verträglichkeit) möglich.

Chimichurri Sauce
Vielseitige südamerikanische Sauce

✓fruktosearm ✓laktosefrei ✓histaminarm ✓glutenfrei ✓vegan

Zubereitung

Koriander und Petersilie hacken, Knoblauch fein hacken oder pressen. Alle Zutaten in eine Schüssel geben und gut vermengen. Dieses Rezept ist nach Geschmack leicht änderbar. Wer intensiveren Koriandergeschmack mag, verwendet eben eine größere Menge Koriander. Wer Schärfe verträgt, kann auch Pfefferoni einarbeiten. Diese Sauce aus Südamerika ist vielseitig einsetzbar, z. B. zu Fleischgerichten, als Brotaufstrich oder als Pesto für Nudeln.

Achtung: Rezept erst nach den ersten zwei Wochen Karenzphase testen! Limonensaft bei Histaminintoleranz anfangs weglassen und später auf Toleranz überprüfen.

Zutaten

- 25 g Petersilie
- 10–15 g Koriander, frisch
- 1 Knoblauchzehe
- 5 EL Olivenöl
- 3 TL Limonensaft
- Salz
- Pfeffer

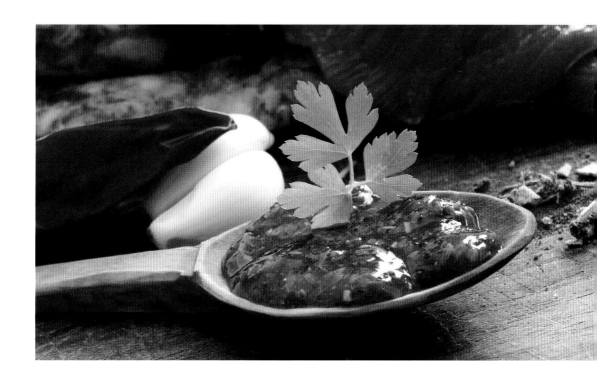

Mayonnaise
Selbst gemachte Mayo ohne Zusatzstoffe

✓fruktosearm ✓laktosefrei ✓glutenfrei
(Zutatenliste beachten bei Senf!)

Zutaten

- 1 Eidotter
(frisches Ei verwenden)
- 1 kleine Prise Salz
- 1 kleine Prise Pfeffer
- 1 TL Estragonsenf
- 100 ml Pflanzenöl

Zubereitung

Alle Zutaten sollen Zimmertemperatur haben. Eidotter in hohes Rührgefäß geben, Salz und Senf dazugeben. Mit Handmixer kurz rühren. Unter ständigem Weiterschlagen Öl unbedingt sehr langsam und in kleinen Portionen (Mayonnaise wird sonst nicht fest) zugeben, bis eine homogene Masse entsteht. Sollte die Mayonnaise zu fest werden, kann man etwas Wasser (1–2 TL) zugeben und weiterschlagen. Die fertige Mayonnaise ist im Kühlschrank 1–2 Tage haltbar. Für die Herstellung von Mayonnaise eignen sich Küchenmaschinen besonders gut.

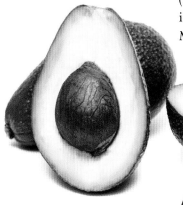

Avocado Creme
Als Dipp oder Brotaufstrich verwendbar

✓fruktosearm ✓laktosefrei ✓glutenfrei ✓vegan

Zutaten

- 1 Avocado, reif
- 2 EL Limettensaft
- 1 Prise Salz
- 1 Prise Pfeffer

Zubereitung

Avocado aufschneiden, Kern entfernen, Fruchtfleisch mit einem Löffel herausnehmen und in eine kleine Schüssel geben. Limettensaft zusetzen, salzen und pfeffern. Mit einer Gabel gut zerdrücken, bis eine Creme entsteht. Diese Creme schmeckt vorzüglich auf Brot oder Knäckebrot. Sie eignet sich aber auch als Dipp für Pommes, Tacos oder Chips und lässt sich mit frischen Kräutern (z. B. Schnittlauch) verfeinern. Die Creme nicht zu lange aufbewahren, weil sie schnell braun wird.

Joghurtsauce
Die vielseitige Sauce

✓fruktosearm ✓histaminarm ✓glutenfrei

Zubereitung

Joghurt in Schüssel geben, Kräuter und Salz unterrühren. Statt der tiefgekühlten können natürlich auch frische Kräuter verwendet werden. Sehr gut schmeckt das Ganze mit frischem Schnittlauch oder mit einem Tiefkühl-Kräutermix. Bei Histaminintoleranz bitte die Verträglichkeit der jeweiligen Kräuter beachten. Bei Fruktoseintoleranz sind alle Kräuter verträglich. Wenn man eine Laktoseintoleranz hat, kann man die Sauce natürlich auch mit laktosefreiem Joghurt zubereiten. Je nach Geschmack lassen sich Variationen herstellen. Mit Currypulver und frischem Ingwer erhält man beispielsweise einen orientalischen Touch. Mit Knoblauchpulver lässt sich in der Dauerernährung die Sauce etwas aufpeppen. Beides bitte nicht bei Histaminintoleranz. Die Sauce immer einige Minuten bis Stunden gekühlt stehen lassen (nicht bei Histaminintoleranz!), damit der Geschmack sich gut entwickeln kann.

Grundzutaten

◆ 200 g Naturjoghurt
◆ 3-4 TL Tiefkühlkräuter
◆ 1 TL Salz

Variation 1

◆ ½ TL Knoblauchpulver*

Variation 2

◆ 1–2 TL „Currymischung" (S. 118)
◆ 2 g Ingwer, fein gehackt

*Die Menge der enthaltenen Fruktose (und anderer Stoffe, die bei FI problematisch sind) ist bei dieser Menge so niedrig, dass der Verzehr in der Dauerernährung unproblematisch ist.

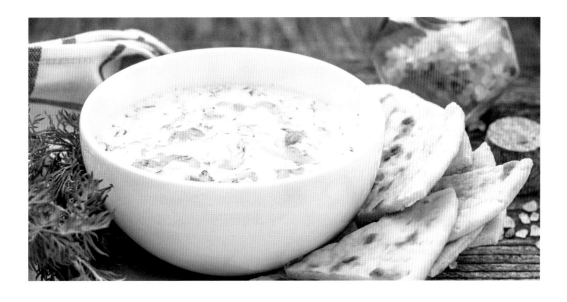

Liptauer
Eiweißreicher Brotaufstrich

✓ fruktosearm ✓ laktosefrei möglich ✓ glutenfrei

Zutaten

- 200 g Quark (Topfen) (bei Bedarf laktosefrei)
- ¼ Bund Schnittlauch
- 2 kleine Essiggurken
- 2 TL Estragonsenf
- ½ TL Kümmel
- 2 TL Paprikapulver
- Salz & Pfeffer

Zubereitung

Kümmel im Mörser etwas zerstoßen. Quark mit der Gabel auflockern und kurz rühren. Schnittlauch und Essiggurken klein schneiden und dazugeben. Paprikapulver, Kümmel und Senf unterrühren und alles gut durchmischen. Mit Salz und Pfeffer abschmecken. Liptauer einige Stunden im Kühlschrank ruhen lassen.

Info: Kümmel wirkt entblähend und ist deshalb gerade in den ersten Tagen der Karenzphase ein sehr empfehlenswertes Gewürz! Paprikapulver und Schnittlauch sind in diesen Verzehrmengen auch bei Fruktoseintoleranz unbedenklich!

Currymischung
Selbst gemachte Gewürzmischung

Zutaten

- 10 Pimentkörner
- 1 EL Kardamomkapseln
- 1 EL Bockshornklee-samen, gemahlen
- 1 EL Ingwerpulver, gemahlen
- 1 EL Koriandersa-men, gemahlen
- 1 EL Kreuzküm-mel, gemahlen
- 1 EL Pfefferkörner
- 5 EL Kurkuma, gemahlen
- 1 Chili, getrocknet
- 1 EL Paprika, edelsüß
- 1 EL Muskatnuss, gerieben

✓ fruktosearm ✓ laktosefrei ✓ glutenfrei

Zubereitung

Kardamomsamen von der grünen Schale befreien und mit Piment- und Pfefferkörnern in einer Pfanne ohne Öl zart anrösten. Sobald es zu duften beginnt, Körner in einen Mörser oder eine Küchenmaschine mit Mahlwerk geben und mörsern.

Inzwischen die restlichen Gewürze in die Pfanne geben und dort zart anrösten. Alles zusammenmischen und direkt verwenden oder in ein sauberes Glas füllen.

Die Gewürzmischung hält sich 1–2 Monate, raucht aber schnell aus. Sie sollte also zügig verwendet werden.

Gemüsebrühe
Selbst gemachter Fonds für die Testzeit

✓fruktosearm ✓laktosefrei ✓glutenfrei
(Zutaten beachten bei Sojasauce) ✓vegan

In der Karenz sollte man bei den Rezepten statt Fonds einfach Wasser, Kräuter und Salz verwenden. Der Fonds hat zwar wenig Fruktose, diese verbleibt größtenteils im Gemüse, aber zur Sicherheit sollte man ihn während der Karenz ersetzen.

Zubereitung

Gemüse waschen und in grobe Stücke schneiden. Petersilie grob wiegen. Öl in Pfanne erhitzen und Gemüse darin gut anbraten. Sobald das Gemüse ein bisschen Farbe annimmt, Petersilie dazugeben, mit einem Schuss Sojasauce ablöschen und mit dem Wasser aufgießen. Liebstöckel und Salz dazugeben und aufwallen lassen. Bei geschlossenem Deckel ca. 40 Min. köcheln lassen. Fonds durch ein Sieb in einen zweiten Topf abgießen. Etwas auskühlen lassen und noch warm in gut verschließbare, saubere Glasflasche füllen. Der Fonds ist im Kühlschrank einige Tage haltbar.

Für nicht intolerante Esser, für die Testphase und Dauerernährung: Das Gemüse kann man in kleine Stücke schneiden und als Suppeneinlage oder Beilage verwenden.

Grundzutaten

- ◆ 1 l Wasser
- ◆ 250–300 g Möhren
- ◆ 70 g Lauch
- ◆ 2 Schalotten
- ◆ 80 g Sellerieknolle
- ◆ 40 g frische Petersilie
- ◆ 2 TL Liebstöckel, getrocknet oder ein paar frische Blätter
- ◆ 1–2 TL Salz
- ◆ 2 EL Sonnenblumenöl
- ◆ Sojasauce

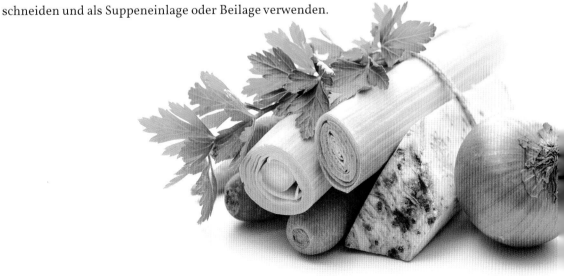

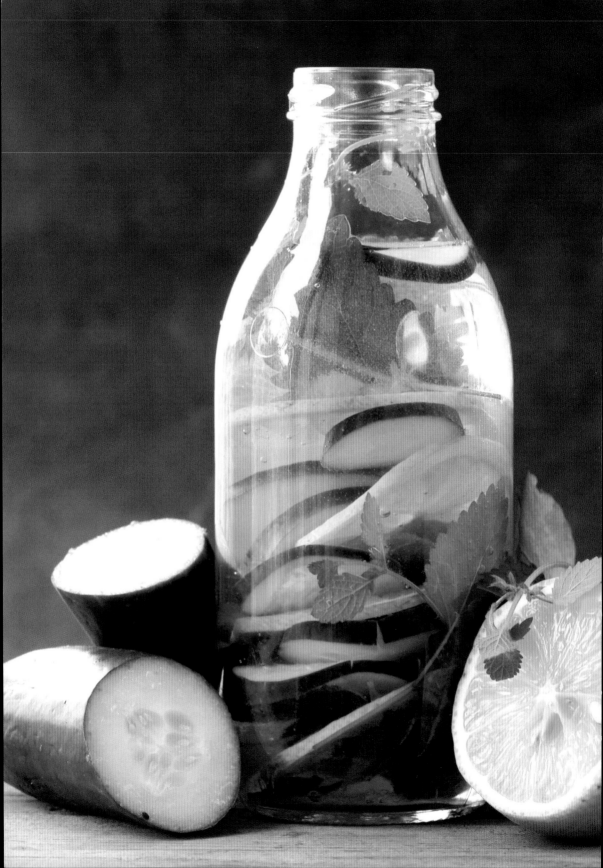

GETRÄNKE

Michaels Kräutertee
Bekömmlicher Tee für Magen und Darm

✓fruktosearm ✓laktosefrei ✓histaminarm ✓glutenfrei ✓vegan

Zutaten
◆ 20 g Brombeerblätter
◆ 20 g Melissenblätter
◆ 10 g Kamillenblüten
◆ 10 g Pfefferminze
◆ 10 g Kümmelfrüchte
◆ 10 g Ringelblume
◆ 10 g Lavendelblüten
◆ 10 g Rotbusch

Tipp:
Lassen Sie sich den Tee in einer Apotheke mischen!

Zubereitung
1-2 Teelöffel der Teemischung in eine Tasse geben, mit kochendem Wasser übergießen und 10 Minuten zugedeckt stehen lassen. Tee durch ein feines Sieb in die zweite Tasse umgießen. Alternativ können Sie natürlich ein Tee-Ei verwenden.

Die **Brombeere** hilft der Darmschleimhaut, sich zu regenerieren, und hat positive Eigenschaften bei Durchfällen. **Kamille** und **Ringelblume** wirken entzündungshemmend, die **Pfefferminze** vermindert das Übelkeitsgefühl, **Melisse** wirkt stresslindernd und wie der **Kümmel** krampflösend auf den Darm. Kümmel und **Lavendel** entblähen und beruhigen, und **Rotbusch** rundet den Geschmack des Tees ab. Angeblich soll er auch stimmungsaufhellend wirken und positive Effekte auf den Magen-Darm-Trakt haben.

Römerwasser
Erfrischendes Getränk für heiße Sommertage

✓fruktosearm ✓laktosefrei ✓glutenfrei ✓vegan

Zutaten
◆ 15 ml Holunderblütensirup
◆ 5 ml Apfelessig
◆ 1 l Wasser

Tipp:
Nach der Karenzphase kann man sprudelndes Sodawasser verwenden.

Zubereitung
Holunderblütensirup und Essig in eine Karaffe geben, mit kaltem Leitungswasser aufgießen. Man kann den Sirup auch weglassen und nur „Essigwasser" trinken, die Süße des Sirups macht das Ganze aber geschmacklich interessanter.

Sirup: Man kann mittlerweile fruktosearme Holunderblütensirupe kaufen, wobei das nicht notwendig ist. Beachten Sie unbedingt die Zutaten des Sirups: Billiger Sirup enthält oft Fructose-Sirup, teurerer Sirup wird meistens aus Zucker hergestellt. Durch die hohe Verdünnung ist der Zucker aber kein Problem. Hat der Sirup 12 g Zucker pro 100 ml, so kommen auf ein 300 ml-Glas Römerwasser nur noch ca. 0,25 g Fruktose.

nmi-Tee
Ideal für beleidigte Mägen

✓ fruktosearm ✓ laktosefrei ✓ histaminarm ✓ glutenfrei ✓ vegan

Zubereitung

2 Teelöffel Teemischung in eine Tasse geben, mit kochendem Wasser übergießen, 10 Minuten zugedeckt stehen lassen. Durch ein feines Sieb in die zweite Tasse umgießen. Alternativ können Sie natürlich ein Tee-Ei verwenden.

Die **Kamille** wirkt entzündungshemmend, die **Schafgarbe** beruhigend auf den Magen-Darm-Trakt und die **Käsepappel** entzündungshemmend.

Zutaten
◆ 50 g Kamillenblüten
◆ 30 g Schafgarbe
◆ 20 g Käsepappel (Malve)

Tipp:
Lassen Sie sich den Tee in einer Apotheke mischen!

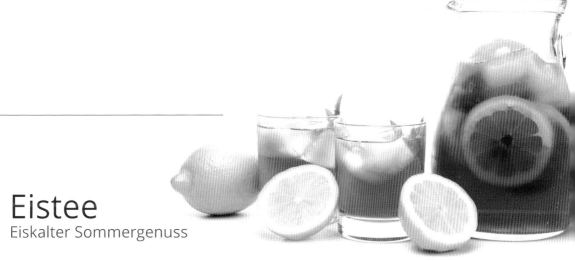

Eistee
Eiskalter Sommergenuss

✓ fruktosearm ✓ laktosefrei ✓ glutenfrei ✓ vegan

Zubereitung

Aus Schwarztee und Kräutertee 1 Liter Tee zubereiten. Tee auskühlen lassen und in verschließbare Glasflasche oder Karaffe umfüllen. Dann den Saft einer Limette zugeben. Limetten haben keine Kerne, daher kann man sie einfach aufschneiden und direkt in den Tee pressen. Mit so viel flüssigem Stevia süßen, bis der Geschmack passt.

In den Kühlschrank stellen und eiskalt genießen.

Zutaten
◆ 2 Teebeutel Schwarztee
◆ 1 Teebeutel Kräutertee
◆ Stevia, flüssig
◆ 1 Limette

Tipp
Verwenden Sie nur Tee ohne Aromazusatz!

Cold Brew Coffee
Magenschonender Kaffeegenuss

✓ fruktosearm ✓ laktosefrei ✓ glutenfrei ✓ vegan

Zutaten

- 1 l Wasser
- 80 g Espressobohnen, frisch gemahlen

Zubereitung

Den Kaffee in einem hohen Gefäß (z. B. French Press) mit kaltem Wasser aufgießen, durchrühren und zugedeckt bei Zimmertemperatur 12 Stunden (oder über Nacht) ziehen lassen. Flüssigkeit durch einen Kaffeefilter abgießen. Der Kaffee hält sich im Kühlschrank einige Tage.

Kalt gebrühter Kaffe hat weniger Säure und gilt als magenschonender als heiß gebrühter Kaffee.

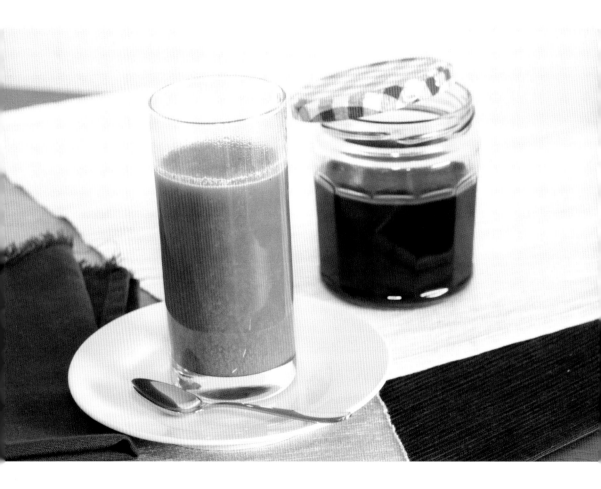

Iced Coffee
Kalter Sommerkaffee

✓ fruktosearm ✓ laktosefrei ✓ glutenfrei ✓ vegan

Zubereitung

Cold Brew Coffee in Eiswürfelförmchen gießen und über mehrere Stunden im Gefrierfach frieren.

2–3 Eiswürfel in ein Glas drücken, mit kalter Milch aufgießen, bis die Eiswürfel 2/3 bedeckt sind. Nach Bedarf süßen.

Ein sehr leckerer und kühlender Sommerkaffee, der dank des Cold Brew Coffee magenschonender ist als normaler Eiskaffee.

Zutaten

◆ Cold Brew Coffee
  als Eiswürfel
◆ Milch, frisch, laktosefrei,
  oder Pflanzenmilch, ungezuckert

Optional

◆ Stevia oder anderes
  Süßungsmittel

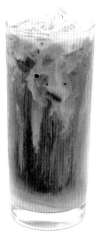

Cranberry-Sprudel
Selbstgemachter Softdrink ohne Zucker

✓ fruktosearm ✓ laktosefrei ✓ histaminarm ✓ glutenfrei ✓ vegan

Zubereitung

Cranberry Muttersaft mit 1–2 Spritzer Flüssigsüße vermischen; während der Karenzzeit eignet sich flüssiges Stevia – Zutatenliste beachten –, später können auch andere flüssige Süßstoffe verwendet werden (s. S. 32). Vorsichtig mit Sodawasser aufgießen. Das Getränk schäumt zuerst relativ stark. In der Karenz statt Sodawasser normales Leitungswasser verwenden!

Alternative: Nach der Karenzphase können Sie statt des Cranberrysafts auch Acerola Muttersaft verwenden.

Fruktosegehalte: 1 Glas Cranberry-Sprudel hat ca. 0,3 g Fruktose und 1,3 g Glukose. 1 Glas Acerola-Sprudel 0,8 g Fruktose und 0,6 g Glukose. Sorbit ist keines enthalten.

Zutaten

◆ 4 cl Cranberry
  Muttersaft
◆ Flüssigsüße
◆ 500 ml Sodawasser

Tipp:

Schmeckt noch erfrischender mit ein paar Limettenscheiben und/oder frischer Minze.

Aromawasser
Leitungswasser mit Pepp

✓fruktosearm ✓laktosefrei ✓glutenfrei ✓vegan

Zutaten
- 1 l Wasser
- 1 Limette
- frische Minze

Zubereitung

Wenn Ihnen Leitungswasser irgendwann zu fad wird, können Sie es einfach aufpeppen. Kaltes Wasser lässt sich perfekt mit frischen Minzstängeln und Limettenscheiben aromatisieren. Am besten 1 Stunde im Kühlschrank ziehen lassen und kalt genießen. Schmeckt auch mit Gurkenscheiben und/oder Ingwerstücken.

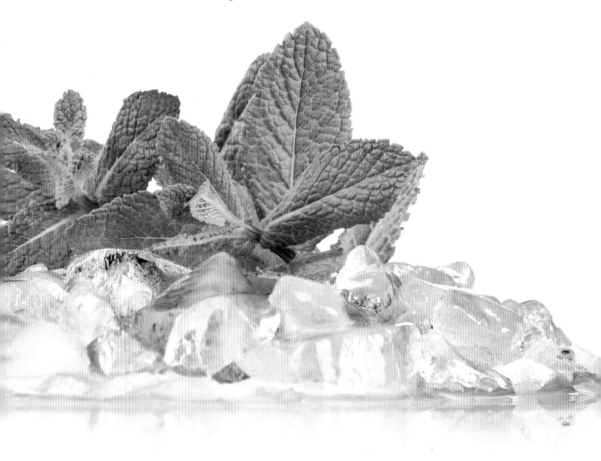

Häufige Fragen zu Tee

Am nmi-Portal kommen immer wieder die gleichen Fragen zum Thema Tee, weshalb wir hier die fünf häufigsten Fragen der letzten Jahre beantworten wollen.

Welche Tees in Beuteln soll man kaufen?

Hier gilt: Immer nur Tees ohne Zusätze, also ohne Aroma, ohne „Saftkonzentrate" oder Ähnlichem. In einem guten Tee sollten nur getrocknete Pflanzen vorkommen.

Ist Früchtetee verträglich?

Eigentlich: Ja. In der Karenzzeit sollte man aber auf Tees mit Apfelstücken oder dergleichen besser verzichten. Am besten trinkt man nur Tees aus getrockneten Kräutern.

Welchen Tee trinkt man bei Magen-Darm-Intoleranz-Symptomen?

Ich trinke am liebsten magenschonende Kräuter wie Kamille, Schafgarbe, Fenchel, Anis und Kümmel. Man kann diese Pflanzen auch mischen, ganz nach Belieben. Es gibt auch fertige Teemischungen in Beuteln, die dann oft so ähnlich wie „Bauchwohl" oder „Magentee" heißen. Man sollte aber jedenfalls die Zutatenliste beachten.

Sollte ich die Teesorte öfter wechseln?

Ja. Man sollte immer verschiedene Tees und andere Getränke abwechselnd trinken. Kräuter haben meist eine leichte medizinische Wirkung, weshalb man die Sorte immer wieder wechseln sollte. Es schadet auch nicht, verschiedene Hersteller zu probieren. Allein schon wegen der Geschmacksabwechslung!

Muss das Teewasser kochen?

Ja, das Wasser sollte auf jeden Fall einmal aufwallen, bevor man es über den Teebeutel gießt.

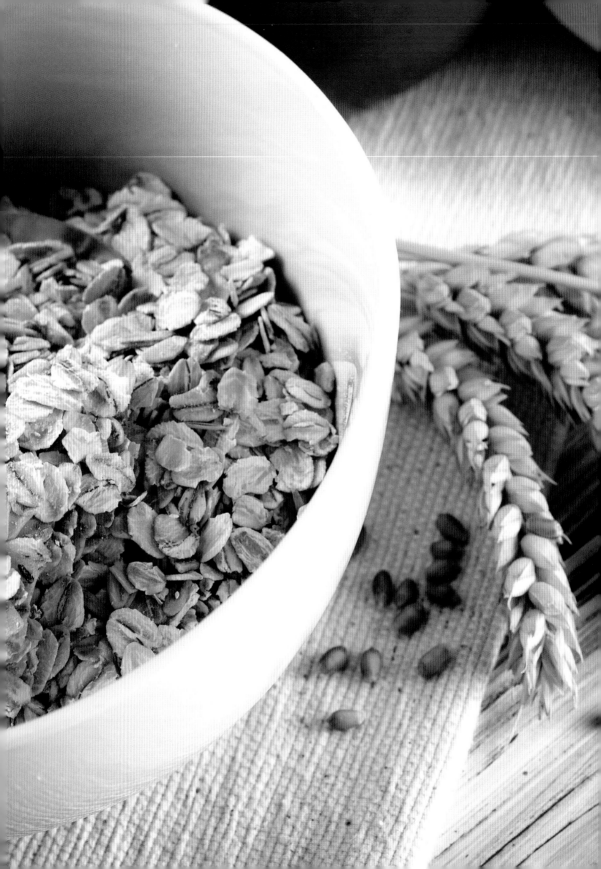

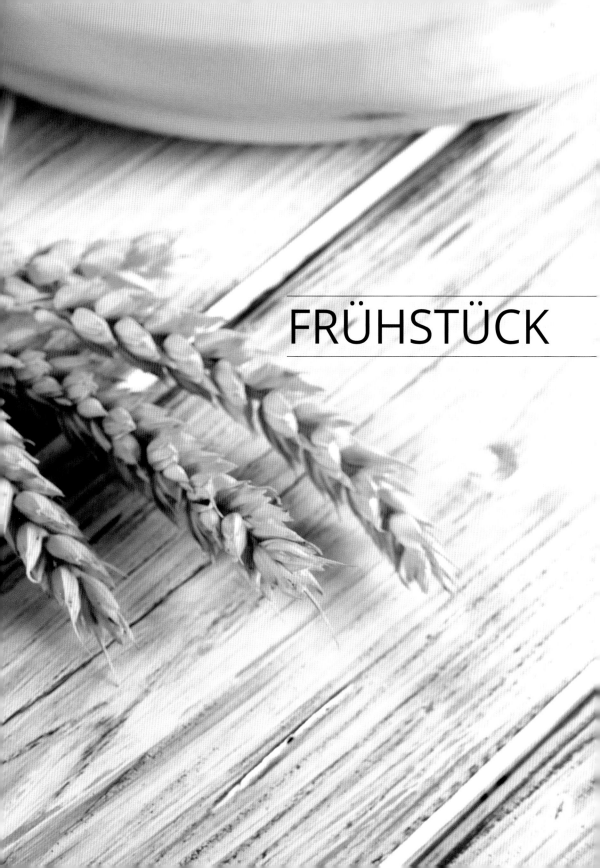

FRÜHSTÜCK

Kokos-Pfannkuchen
Mit Reissirup und Kokos

✓ fruktosearm ✓ laktosefrei ✓ histaminarm

Zutaten

◆ 1 Pfannkuchen (s. Grundrezept S. 112
◆ Reissirup
◆ Kokosflocken

Tipp

Reissirup ist fruktosearm und im Reformhaus oder bei Onlinehändlern erhältlich.

Zubereitung

Dieses Frühstück ist schnell zubereitet, wenn man den Pfannkuchen schon am Vortag herstellt (nicht bei Histaminkarenz!). Der Pfannkuchen kann warm oder kalt mit etwas Reissirup übergossen werden; optional mit Kokosflocken überstreuen.

Nach der Karenzphase können verträgliche Früchte oder Beeren in kleinen Mengen in den Pfannkuchen gegeben werden. Es eignen sich hierfür z. B. Cranberries, Heidelbeeren, Brombeeren, Erdbeeren oder Acerolakirschen.

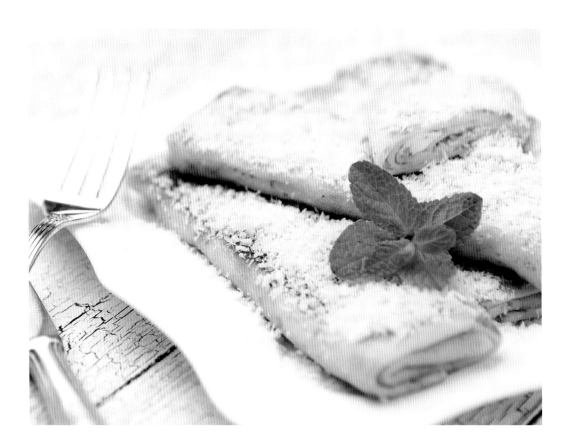

Müslivariationen
Der Müslibaukasten

✓fruktosearm ✓laktosefrei ✓histaminarm ✓vegan

Zubereitung

Haferflocken mit kochendem Wasser überbrühen und zugedeckt über Nacht ziehen lassen. Am Morgen etwas Reismilch
oder (laktosefreie) Kuhmilch dazugeben, die restlichen Zutaten
unterrühren und gut durchmischen; in einer Schale anrichten.

Nach der Karenz können mit diesem Rezept perfekt frische
Beeren auf ihre Verträglichkeit geprüft werden.

Baukasten: Müsli kann man sich in verschiedenen Variationen selber mischen. Weitere fruktosearme Zutaten, die man
morgens zu den vorbereiteten Haferflocken gibt, sind:

Zutaten
◆ 5 EL Haferflocken
◆ 10 EL Cornflakes, ungesüßt

Optional
◆ 4 TL Traubenzucker (oder
  ein paar Spritzer flüssiges
  Stevia; Reissirup)
◆ Saft einer halben Zitrone
  (nicht bei Histaminkarenz)

◆ Dinkelflocken
◆ Reis, gepufft
◆ Reisflocken
◆ Amarant, gepufft
◆ Amarantflocken
◆ Buchweizenflocken
◆ Quinoaflocken
◆ Chiasamen
◆ Hirseflocken
◆ Leinsamen
◆ Mohnsamen
◆ Sonnenblumenkerne
◆ Kürbiskerne
◆ Kokosraspeln
◆ Nüsse

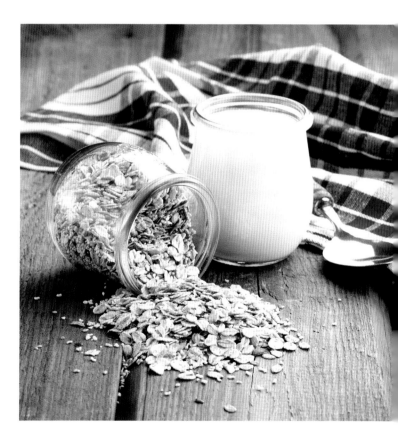

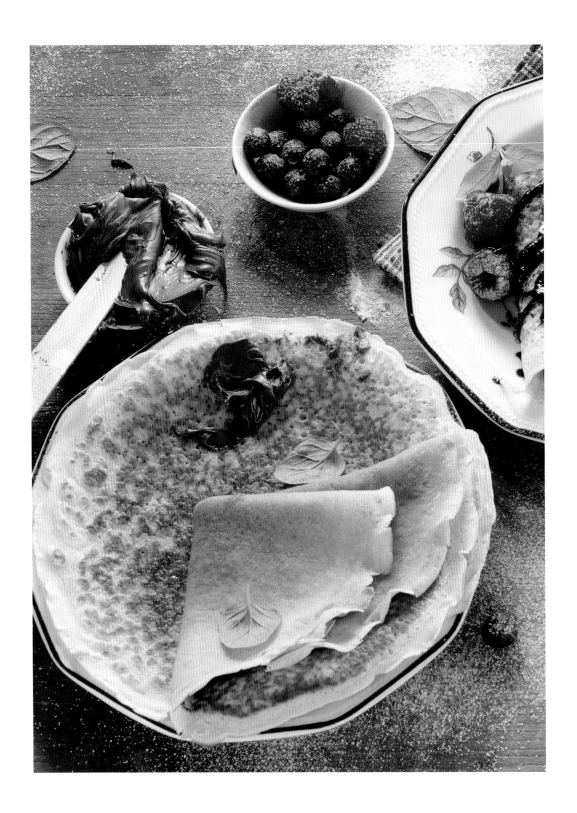

Süßes Frühstück
Für das Ende der Karenz oder die Zeit danach

✓ fruktosearm ✓ laktosefrei ✓ vegan

Für das süße Frühstück eignen sich unsere Kornecken (S. 190) oder Brötchen vom Bäcker, die ohne Zucker zubereitet wurden. Ebenfalls eignen sich „Pfannkuchen" (S. 112). Das Rezept für die Nuss-Nougat-Creme finden Sie auf S. 204 und das Marmeladerezept auf S. 203.

Zutaten
- Brötchen
- Pfannkuchen
- Nuss-Nougat-Creme
- Cranberry-Konfitüre

Zubereitung
Brötchen halbieren und mit Marmelade oder Nuss-Nougat-Creme bestreichen oder die süßen Zutaten in die Pfannkuchen einrollen. Hierzu passt Kaffee oder Kräutertee.

Optional
- frische Beeren

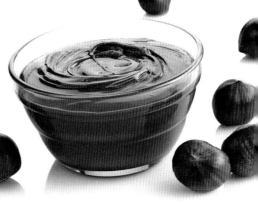

Amarant-Joghurt
Leichtes Frühstück

✓ fruktosearm ✓ laktosefrei möglich

Zubereitung
Die Zubereitung ist denkbar einfach und schnell: Alle Zutaten gut vermengen und genießen.

Nach der Karenzphase können verträgliche Früchte oder Beeren in kleinen Mengen probiert werden. Zum Beispiel eine halbe Banane oder 2–3 Erdbeeren.

Zutaten
- 1 Becher Naturjoghurt
- 2 TL Kokosflocken
- 3 TL Amarant, gepufft

Optional
- 2 TL Reissirup

Porridge
Moderner Haferschleim

✓ fruktosearm ✓ laktosefrei ✓ glutenfrei* ✓ vegan

Zutaten
◆ 40 g Porridge
◆ 1 EL Chiasamen
◆ 120 ml Wasser

Optional
◆ 2 EL Reissirup/Stevia

* Vorsicht bei Hafer, auf Kennzeichnung „gluten-frei" achten.

Porridge ist die moderne Form des Haferschleims. Er besteht aus gemahlenen Haferflocken und lässt sich auch ohne Kochen schnell zubereiten. Gemahlene Haferflocken sind mittlerweile in fast allen größeren Supermärkten zu finden.

Zubereitung

Porridge und Chiasamen in Schüssel geben und mit kochendem Wasser übergießen. Gut durchrühren und ca. 10 Min. stehen lassen. Mit Reissirup süßen und genießen.

Optionen: Man kann auch 2–3 Beeren oder Kokosflocken untermischen. Der Fantasie sind wie auch beim Müsli (s. S. 131) fast keine Grenzen gesetzt. Statt Wasser kann man (laktosefreie) Milch oder in der Dauerernährung Pflanzenmilch verwenden.

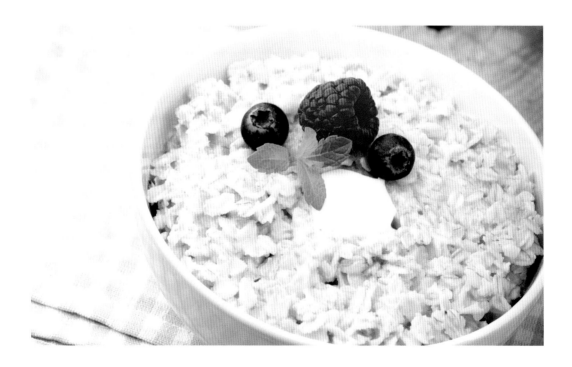

Schinken-Käse-Brot

Der Klassiker am Morgen

✓fruktosearm ✓laktosefrei

Zubereitung

Am besten selbst gemachtes Brot (S. 188) verwenden. Wenn man auch laktoseintolerant ist, eignen sich zum Beispiel Gouda oder Tilsiter. Beim Schinken auf Zusatzstoffe achten, Beinschinken ist meist frei von Zusätzen. Toastschinken oder Wurst eignen sich nicht, weil ihnen fast immer Zusätze wie Haushaltszucker, Honig oder andere Zucker zugesetzt werden. Wem das Ganze zu langweilig ist, der kann ein bisschen Senf aufs Brot geben. Keine Angst vor Senf: Er hat meistens Zucker in den Inhaltsstoffen, die Menge, die man aufs Brot gibt, ist jedoch so gering, dass diese Menge vernachlässigbar ist!

Kein aufregendes Rezept, aber ein leckeres Frühstück! Nach den ersten Tagen der Karenz kann man das Brot mit eingelegten Pfefferoni, Essiggurken oder anderen Einlegegemüsen aufpeppen.

Zutaten

- ◆ Brot, selbst gebacken
- ◆ Käse, laktosefrei
- ◆ Beinschinken
- ◆ eventuell etwas Senf

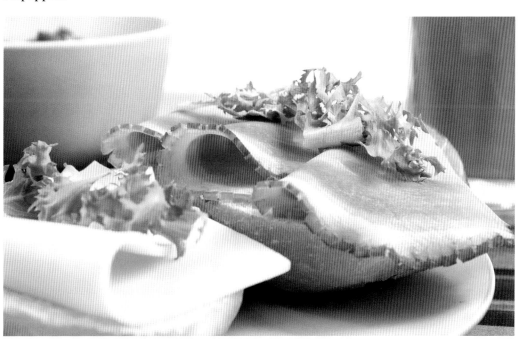

Liptauer Ecken
Eiweißreicher Start in den Tag

✓ fruktosearm ✓ laktosefrei möglich

Zutaten
- ◆ Kornecken
- ◆ Liptauer
- ◆ Okra, eingelegt
- ◆ Gänseblümchen

optional
- ◆ Radieschen
- ◆ Ruccola

Zubereitung

„Schnelle Kornecken" (S. 190) sind eine perfekte Unterlage. Brötchen halbieren und mit „Liptauer" (S. 118) bestreichen. Mit ein paar Gänseblümchenblüten garnieren und mit frischen Radieschen oder eingelegten Okra (S. 145) servieren.

Radieschen erst in der Testphase verwenden!

Info: Schnittlauch ist bei Fruktoseintoleranz gut verträglich. Auch wenn er ein Lauchgewächs ist, die Verzehrmenge ist extrem gering. Selbst in der Karenzphase ist ein halber Teelöffel geschnittener Schnittlauch unproblematisch, peppt den Geschmack aber enorm auf.

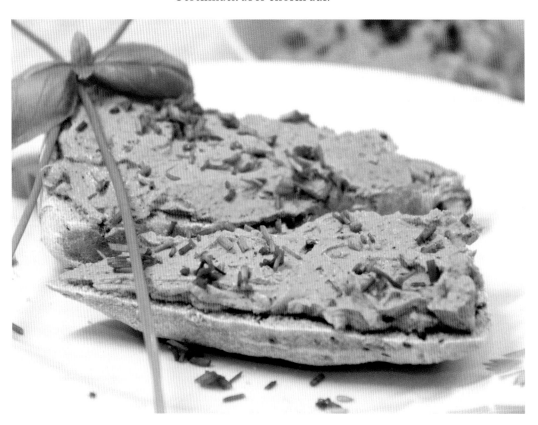

Österreichisches Frühstück
Frühstücken fast wie in Wien

✓fruktosearm ✓laktosefrei möglich

Zubereitung

Eier aus dem Kühlschrank nehmen, damit sie vor dem Kochen Zimmertemperatur haben. Das Brot mit Butter bestreichen, salzen und mit viel frischer Kresse bestreuen.

Für das Ei Wasser in einem Topf zum Kochen bringen. Die Eier vorsichtig in das sprudelnde Wasser geben und 5–6 Min. auf niedriger Flamme kochen. Dann ist das Eiweiß gestockt, das Eigelb in der Mitte noch flüssig. Je nach Vorliebe kann man das Ei 1–2 Min. länger oder kürzer kochen.

Hierzu passt während der Karenzphase Tee (S. 127), nach der Karenz, je nach Verträglichkeit, Kaffee. Zum Beispiel ein **„Einspänner"**: In einem Glas ohne Henkel wird ein Espresso (in Wien „Mokka") mit einer dicken Haube aus steif geschlagener Sahne („Schlagobers") bedeckt – geht auch mit laktosefreier Sahne. Den Einspänner rührt man nicht um, sondern trinkt den Kaffee durch die Sahne hindurch.

Zutaten

◆ 2 Semmeln oder 4 Scheiben Schwarzbrot (S. 188)
◆ Pflanzenmargarine oder laktosefreie Butter
◆ 2 Eier (Gewichtsklasse M)
◆ Kresse, frisch
◆ Salz

Bei der Semmel oder den Brötchen auf die Zutatenliste achten. Alternativ kann man selbst gemachte Kornecken nehmen (S. 190).

Statt des Mokkas geht auch magenschonender Cold Brew.

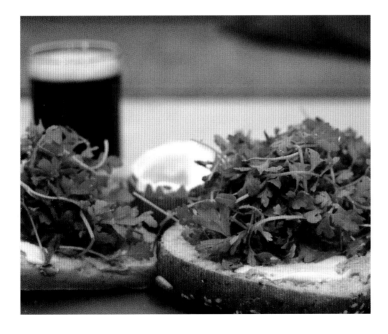

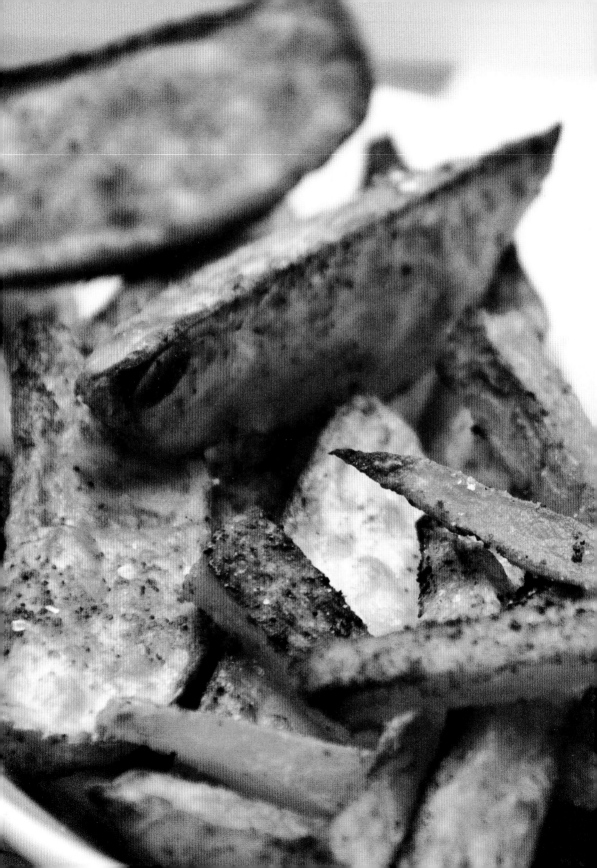

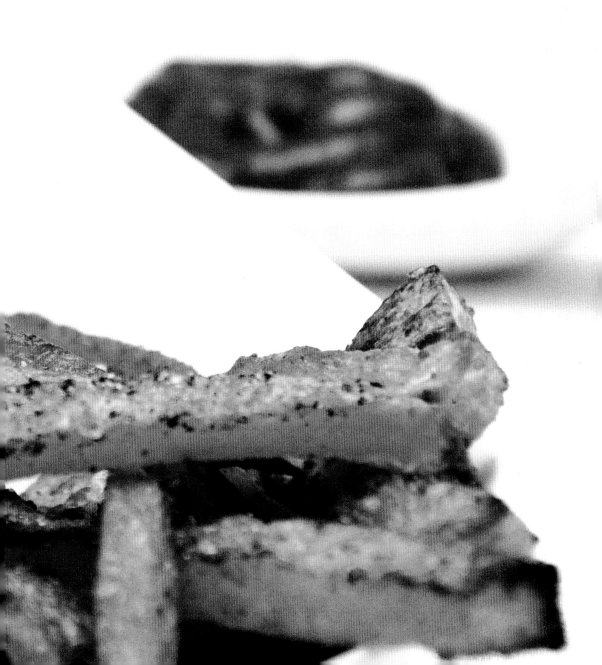

BEILAGEN

Kartoffel Wedges
Gut geeignet in der Karenz

✓fruktosearm ✓laktosefrei ✓glutenfrei ✓histaminarm ✓vegan

Zutaten
◆ 1 Kartoffel, groß
(pro Person)
◆ Rosmarin, frisch
◆ Salz
◆ Speiseöl

Zubereitung
Kartoffel gut waschen, weil sie mit Schale verwendet werden. In fingerdicke „Wedges" schneiden und mit der Schale nach unten auf ein Backblech legen. Mit Öl beträufeln, salzen und Rosmarin darüberstreuen. Bei 190 °C Ober-/Unterhitze ca. 20 Min. im Rohr backen, bis die Wedges knusprig sind. Zu dunkle Bräunung vermeiden.

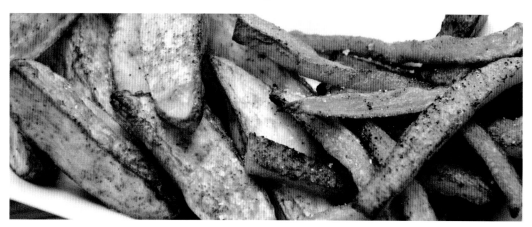

Kürbis Wedges
Gut geeignet für den Anfang der Testzeit

✓fruktosearm ✓laktosefrei ✓glutenfrei ✓histaminarm ✓vegan

Zutaten
◆ Butternusskürbis
◆ Salz
◆ Paprikapulver
◆ Speiseöl

Zubereitung
Kürbis schälen. Für Wedges den kernlosen Teil verwenden. Kürbis in Stifte schneiden und in eine Schüssel geben. Gewürze und einen guten Schuss Öl dazugeben; gut durchmischen. Kürbis-Stifte auf einem Backblech verteilen und bei 190 °C Ober-/Unterhitze bis zur gewünschten Bräunung garen. 10 Min. vor Backende Stifte vorsichtig wenden.

Schneller Gurkensalat

Superschnelle Beilage zu allem Möglichen

✓ fruktosearm ✓ laktosefrei ✓ glutenfrei (Zutatenlisten beachten!) ✓ vegan

Zubereitung

Gurke mit Sparschäler schälen (Biogurken mit Schale verwenden). Gurke in mundgerechte Stücke schneiden oder in Scheiben raspeln, auf einen Teller legen, etwas salzen und pfeffern, 1–2 Spritzer Sojasauce dazugeben, ein paar Spritzer Öl und Essig darüberträufeln, zum Schluss mit frischen oder getrockneten Salatkräutern bestreuen. Optional Sprossen untermengen.

Dieser Salat ist enorm schnell zubereitet und eignet sich ideal als Beilage zu allen möglichen Speisen.

Tipp für die Dauerernährung: Wenn man gerebelten Knoblauch (*Allium sativum*) verträgt, kann man eine Prise davon auf den Salat streuen. Schnittknoblauch (*Allium tuberosum*, erhältlich in Asia-Läden) ist eine verträgliche Alternative zu Knoblauch.

Zutaten

◆ 1 Salatgurke
◆ Sojasauce
◆ 2-4 TL Apfelessig
◆ Olivenöl oder Kernöl
◆ Salz & Pfeffer
◆ Kräuter

Optional:

◆ Sprossen, frisch (Radieschen, Kresse, Alfalfa …)

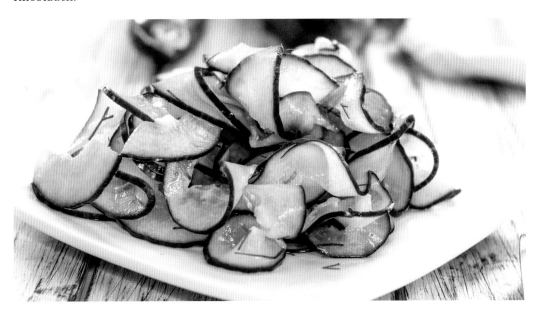

Ofenkartoffel
Auch für den Grill geeignet

✓fruktosearm ✓laktosefrei ✓glutenfrei ✓histaminarm ✓vegan

Zutaten
pro Person

◆ 1 Kartoffel, mehlig (200 g)

Dazu passt:

◆ Joghurtsauce (S. 117)

Zubereitung

Backofen auf 200 °C vorheizen.

Kartoffeln gut waschen und in Alufolie (glänzende Seite nach innen) einwickeln. Die Folie soll ein Mal um die Kartoffel passen. Folie gut verschließen, sonst trocknet die Kartoffel beim Backen aus.

Je nach Größe 1–1½ Stunden im Backofen backen. Die Kartoffeln sind gar, wenn sie weich sind, wenn man sie leicht drückt. Achtung heiß, nur mit Ofenhandschuhen probieren!

Grilltipp: Die in Alufolie gewickelte Kartoffel kann man auch beim Barbecue direkt neben das Grillgut oder in die heißen Kohlen legen.

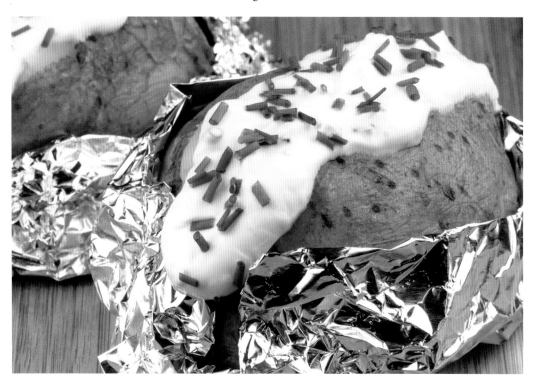

Wiener Kartoffelsalat
Klassische alt-österreichische Beilage

✓ fruktosearm ✓ laktosefrei ✓ glutenfrei (Zutatenlisten beachten!) ✓ vegan

Zubereitung

Kartoffeln schälen und in Salzwasser weich kochen. Etwas auskühlen lassen und noch warm in Scheiben schneiden. In eine Schüssel geben und mit dem Öl übergießen. Die Gemüsebrühe mit Senf, Essig und Traubenzucker kurz aufkochen und über die Kartoffeln gießen. Nach Bedarf mit Salz und Pfeffer abschmecken und das ganze 30 Min. bis 1 Stunde ziehen lassen. Nach der Rastzeit den Salat nochmal durchmischen und abschmecken. Entweder mit Feldsalat, frischer Kresse oder mit frischem Schnittlauch garnieren.

Tipps: Für alle Mitesser, die nicht in der Karenz sind oder die keine Intoleranz haben, mischt man noch fein gehackten, frischen roten Zwiebel in den Salat. Empfindliche Personen können statt der Gemüsebrühe einfach Wasser verwenden.

Zutaten

- 500 g Kartoffeln, festkochend
- 30 ml Rapsöl
- 250 ml Fond (Seite 119)
- 2 TL Estragonsenf
- 3 EL Apfelessig
- 1 EL Traubenzucker

Optional:

- Feldsalat
- Schnittlauch, frisch
- Kresse, frisch
- Speckwürfel

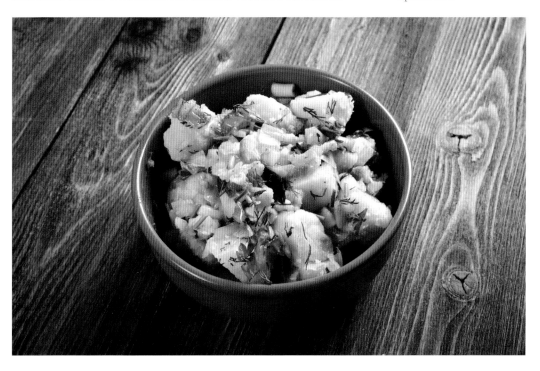

Okra & Zucchini
Beilage für die Testzeit

✓ fruktosearm ✓ laktosefrei ✓ glutenfrei ✓ vegan

Zutaten

- ◆ 100 g Okra
- ◆ 130 g Zucchini
- ◆ 350 ml Wasser
- ◆ 2 TL „Curry-mischung" (S. 118)
- ◆ 1 TL Kreuzkümmel
- ◆ 2 TL Salz
- ◆ 1 Spritzer Limette

Zubereitung

Wasser im Kochtopf zum Kochen bringen. Okra waschen, Stiel entfernen und Schote halbieren. Zucchini der Länge nach vierteln und in Scheiben schneiden.

Salz und Gewürze in das wallende Wasser geben, Okra einlegen und 10 Min. kochen. Zucchini und den Spritzer der Limette zugeben und weitere 5 Min. kochen. Die Sauce wird durch die Okra sämig, durch die Limette kann das etwas reguliert werden.

Gemüse mit großem Löffel aus dem Sud nehmen und anrichten. Der Sud selbst schmeckt auch sehr gut und kann z. B. zu Reis gegessen werden.

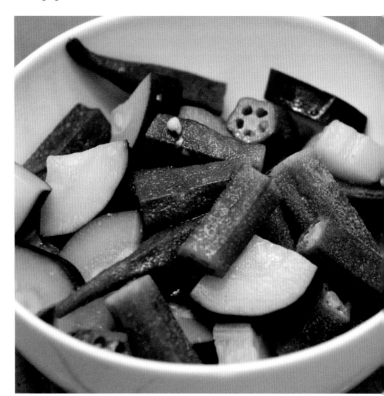

Tipp

Statt des Wassers kann man auch „Gemüsebrühe" (S. 119) verwenden, dann aber mit Salz vorsichtig sein.

Okra enthalten kaum Fruktose, daher sind sie ein ideales Gemüse für die Karenz.

Eingelegte Okra
Salziges Einlegegemüse

✓fruktosearm ✓laktosefrei ✓glutenfrei (Zutatenlisten beachten!)

Zutaten sind für 100 g Okra angegeben und sollten auf die Menge Okra hochgerechnet werden, die Sie verwenden wollen. 600 g Okra ergeben ca. 4 volle Einmachgläser. Die Einmachgläser sollten etwas höher sein, als die Okra lang sind, damit der Sud alle Teile der Okra bedecken kann.

Zubereitung

Okra waschen und die Stängel auf einen halben Zentimeter kürzen. Ingwer schälen und in Stifte schneiden, die in etwa der Länge der Okras entsprechen. Einmachgläser desinfizieren. Essig, Wasser und Salz in einem Topf aufkochen lassen.

Okras aufrecht in die Gläser schlichten (am besten immer abwechselnd mit Stängel nach oben und unten). In jedes Glas ein Ingwerstiftchen und ein Lorbeerblatt einschlichten, dann in jedes Glas 1/2 TL Senfsaat, 1/2 TL Dill und 8 Pfefferkörner geben. Das Ganze mit dem kochenden Sud bis zum Gläserrand auffüllen. Kurz warten, gegebenenfalls nochmals Sud nachfüllen. Deckel drauf, umdrehen und erkalten lassen.

Gläser mindestens zwei Wochen lang kalt, trocken und dunkel ruhen lassen.

Zutaten
- 100 g Okra, frisch
- 100 ml Essig
- 120 ml Wasser
- 17 g Salz

Gewürze
- Senfsaat
- Ingwer, frisch
- Dillkraut, getrocknet
- Pfefferkörner, ganz
- Lorbeerblätter

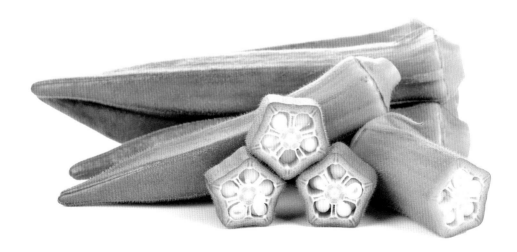

Semmelknödel
Alpenspezialität mit vielen Variationsmöglichkeiten

✓ fruktosearm ✓ laktosefrei

Zutaten
◆ 300 g Knödelbrot
(oder altes, hartes Weißbrot)
◆ 2 Eier
◆ 3 EL Mehl
◆ 300 ml Milch
(laktosefrei oder Reis-
milch, ungezuckert)
◆ 1 Bund Petersilie
◆ Salz

Variation 1:
◆ 300 g Tiefkühlspinat

Variation 2:
◆ 200 g Speckwürfel

Variation 3:
◆ 200 g Hartkäse

Tipp
Kaspressknödel schme-
cken am besten als Einlage
in einer klaren Suppe.

Zubereitung

Hartes Weißbrot in Würfel schneiden oder fertiges Knödelbrot verwenden. Bitte auf die Zutatenliste achten!

Petersilie fein hacken. Knödelbrot in eine große Schüssel geben, Milch, Eier, Petersilie, Salz und Mehl darübergeben und
gut durchkneten. Die Masse 15 Min. ruhen lassen.

Wasser in großem Topf zum Kochen bringen und gut salzen.
Mit nassen Händen Knödel formen. Dabei den Teig fest
zusammendrücken. Im kochenden Salzwasser ca. 20 Min köcheln lassen.

Variation 1: Spinatknödel

Für Spinatknödel nur 250 ml Milch und 300 g Tiefkühlspinat zusätzlich verwenden. Spinat auftauen und nach Anleitung
kochen. Spinat auskühlen lassen und gut ausdrücken. Zusammen mit den anderen Zutaten über das Knödelbrot geben.

Variation 2: Tirolerknödel

Für Tirolerknödel 200 g würfeligen Speck zusätzlich und
1–2 EL Mehl mehr verwenden.

Variation 3: Käsepressknödel

Für original „Kaspressknödel" sollte man 200 g Tiroler
Graukäse verwenden. Dieser Sauermilchkäse ist mit nur 2 %
praktisch fettfrei und laktosefrei. Man kann aber jeden Hartkäse verwenden. Käse würfelig schneiden und in die Masse dazugeben. Dann 1 cm dicke Laibchen formen und diese in einer
Pfanne mit etwas Fett beidseitig goldgelb braten.

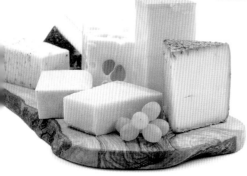

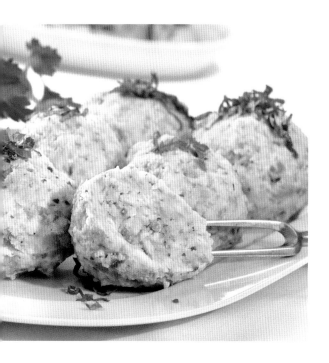
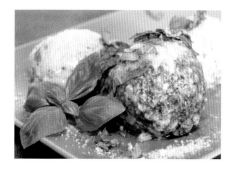
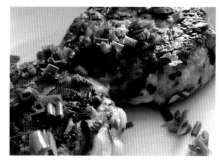

Rösti
Klassische Beilage aus der Schweiz

✓fruktosearm ✓laktosefrei ✓histaminarm möglich* ✓glutenfrei ✓vegan

Zubereitung

Rohe Kartoffeln schälen und grob reiben. Masse salzen, pfeffern und gut durchmischen. Öl in einer beschichteten Pfanne heiß werden lassen, Masse in die Pfanne geben und gut in der Pfanne verteilen. Masse flachdrücken. Temperatur auf mittlere Hitze reduzieren und ca 2–3 Min. braten. 2 EL Reismilch vorsichtig und gut verteilt über die Masse geben. Pfanne mit Deckel abdecken und ca. 10 Min. köcheln lassen. Die Unterseite des Rösti sollte nun eine braune Färbung haben. Das Rösti vorsichtig auf den Deckel gleiten lassen, etwas Öl in die Pfanne geben und das Rösti mit der braunen Seite nach oben in die Pfanne gleiten lassen. Wieder 2 EL Reismilch verteilen, zudecken und ca. 10 Min. braten lassen, bis die Unterseite wieder schön braun ist.

Das fertige Rösti kann mit Schnittlauch bestreut werden.

Zutaten

◆ 500 g Kartoffeln (festkochend)
◆ 2 EL Rapsöl
◆ 4 EL Reismilch, ungezuckert

Optional:

◆ Schnittlauch, frisch

* Histaminarm mit Kuhmilch statt Reismilch

Spätzle/Nockerl
Zwei Varianten: Normal und mit Spinat

✓ fruktosearm ✓ laktosefrei ✓ vegan

Zutaten Spätzle
- 500 g Mehl
  (Type 405 bzw. 700)
- 1 EL Salz
- Wasser

Zutaten Spinat Spätzle
- 400 g Mehl
- 150 g Spinat, passiert
- 1 EL Salz
- Wasser

Zubereitung

Alle Zutaten in große Schüssel geben, langsam zimmertemperiertes Wasser unterrühren, bis sich der Teig vom Kochlöffel löst. Dieser Vorgang ist relativ anstrengend. Der Teig sollte relativ zähflüssig sein.

1–2 Liter Wasser in einem großen Topf zum Kochen bringen, gut salzen. Teig entweder über ein Spätzlesieb in das Wasser reiben oder auf ein befeuchtetes Schneidbrett streichen und von dort mit einem großen Messer relativ zügig kleine Spätzle ins wallende Wasser schaben.

Wenn die Spätzle obenauf schwimmen, sind sie fertig. Abseihen, mit kaltem Wasser abschrecken und nach Bedarf weiterverarbeiten oder direkt servieren.

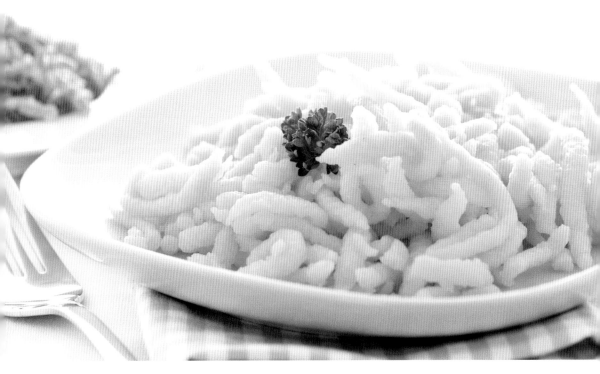

Grüner Salat
Knackiger und erfrischender Salat

✓ fruktosearm ✓ laktosefrei ✓ glutenfrei ✓ vegan

Dressing

Wasser und Essig in ein Glas geben, Traubenzucker dazugeben und so lange rühren, bis der Zucker aufgelöst ist. Nach der Karenz sollte man statt des Traubenzuckers normalen Zucker verwenden.

Zubereitung

Salat waschen und schneiden. Salat in Salatschüssel geben, Öl darübergeben, salzen. Dressing kurz vor dem Anrichten darübergießen und mit Salatbesteck gut durchmischen.

Nach der Karenz kann man, wenn man es verträgt, noch ein bisschen gerebelten Knoblauch über den Salat geben.

Zutaten
- ½ Kopfsalat
- 2 TL Olivenöl
- ½ TL Salz

Für das Dressing
- 150 ml Wasser
- 4 EL Apfelessig
- 1 TL Traubenzucker

Ergänzungen
- Babyspinat, frisch
- Ruccola
- Paprika
- Radieschen
- Gänseblümchenblüten
- Kapuzinerkresseblüten
- Malvenblüten
- Kräuter, frisch

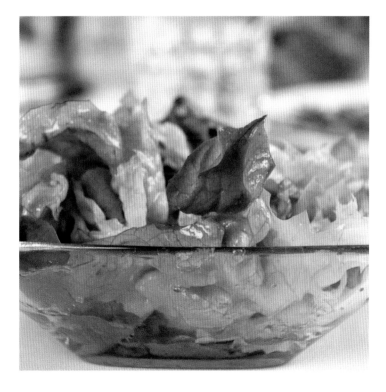

Kartoffelpüree
Die cremige Beilage

✓fruktosearm ✓laktosefrei ✓glutenfrei ✓vegan

Zutaten

- 500 g Kartoffeln, mehlig
- Pflanzenmilch, ungesüßt
- 1–2 EL Rapsöl oder pflanzliche Margarine
- Salz

Optional:

- Muskatnuss

Zubereitung

In großem Topf ausreichend Wasser zum Kochen bringen. Wasser salzen. Kartoffeln schälen, in Stücke schneiden, abspülen und ca. 15–20 Min. garen. Abseihen, sobald die Kartoffeln weich sind. Topf ausspülen.

Kartoffeln durch eine Kartoffelpresse in den Topf pressen. Ca. 0,1 l Pflanzenmilch zugeben und mit Schneebesen durchschlagen, bis eine gute Konsistenz entsteht. Die Menge der benötigten Milch hängt von der Kartoffelsorte ab. Mit Salz und Muskat abschmecken, Margarine oder Öl mit Schneebesen gut einrühren und sofort servieren.

Tipp: Ungesüßte Reismilch oder Sojamilch eignen sich am besten.

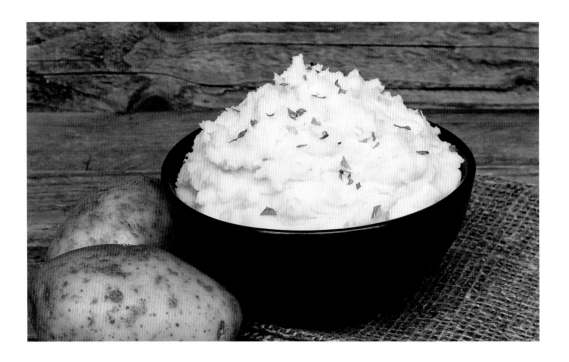

Buchweizen
Die nussige Beilage

✓ fruktosearm ✓ laktosefrei ✓ glutenfrei ✓ vegan

In der Karenz den Zwiebel weglassen. In der Testphase kann man die Verträglichkeit von Frühlingszwiebeln austesten. Diese sind etwas verträglicher als normale Zwiebel. Durch den Röstvorgang erhöht sich die Verträglichkeit nochmal.

Zubereitung

Zwiebel in Ringe schneiden und in einem Topf mit etwas Öl langsam anschwitzen. Buchweizen dazugeben und noch etwas weiterrösten. Mit Wasser aufgießen, Salz dazugeben, Deckel drauf und zum Kochen bringen. Auf niedrigste Stufe reduzieren und ca. 20 Min. ziehen lassen.

Am Schluss alles mit einer Gabel gut durchrühren und auflockern. Bei Bedarf kann man etwas gehackte Petersilie drüberstreuen.

Zutaten

◆ 1 Tasse Buchweizen
◆ 2 Tassen Wasser
◆ ½ TL Salz
◆ 1 Frühlingszwiebel
◆ 2 TL Olivenöl

Optional

◆ Petersilie, frisch

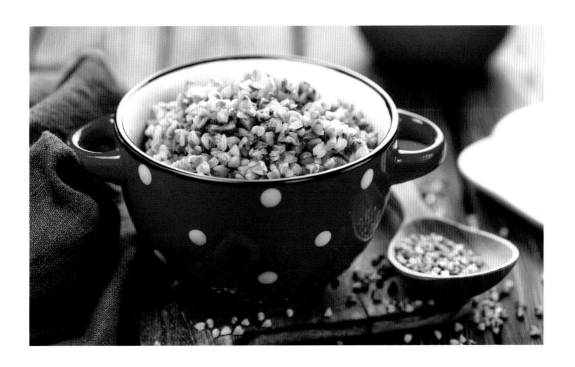

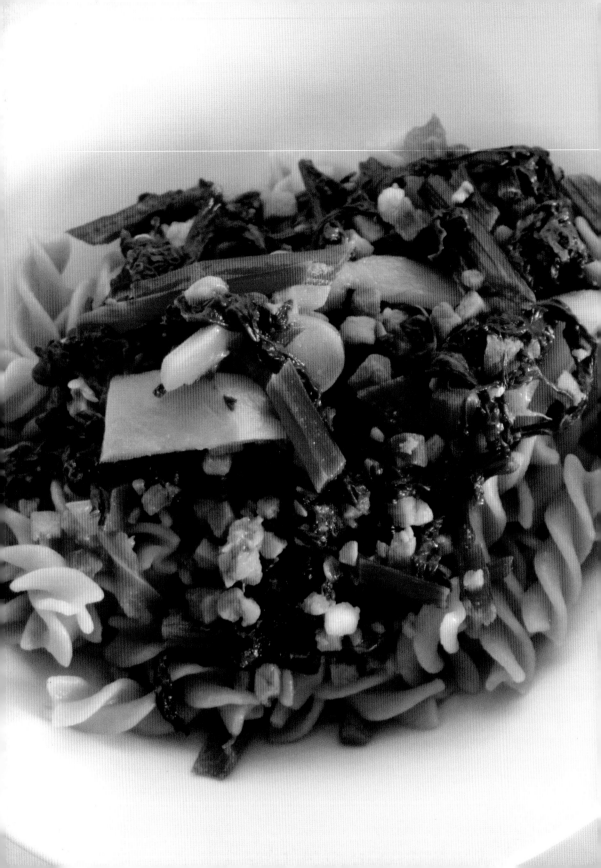

HAUPTSPEISEN

Fried Rice

Gebratener Reis – ideal für die ersten Tage der Karenz!

✓ sehr fruktosearm ✓ laktosefrei ✓ histaminarm möglich ✓ glutenfrei
✓ vegan möglich

Grundzutaten

◆ 250 g Reis, gekocht
◆ 2 Eier

Optionale Zutaten:

◆ Sprossen, frisch
◆ Zucchini
◆ Paprika, rot
◆ Erbsen, frisch
◆ Möhren (Karotten)
◆ Hühnerfilet
(klein geschnitten)

Für Kochanfänger

Reiskochen s. S.101

Das folgende Rezept ist eigentlich ein Grundrezept, d. h. es lässt sich nach der Karenzphase variieren. Außerdem ist es ein ideales Rezept, um gewisse Gemüsesorten auf individuelle Verträglichkeit zu testen. So kann man nach der Karenzphase einzelne Gemüse dazugeben, und verträgt man das Essen, kann man das nächste Mal ein weiteres Gemüse dazugeben. Hier bieten sich Gemüse wie Zucchini, Paprika, Champignons, Möhren oder Erbsen an. Am Anfang der Karenzphase sollte man das Gemüse weglassen – gebratener Reis mit Ei ist dann das Ergebnis. Wer kein Vegetarier ist, kann schon in der Karenzphase statt dem Gemüse klein geschnittenes Hühnerfleisch verwenden. Dabei ist darauf zu achten, das Fleisch wirklich gut zu garen!

Gebratener Reis ist ein sehr variables Gericht, das in der einfachsten Form (Reis und Ei oder Reis, Ei und Fleisch) ideal für die Karenzphase bei Fruktoseintoleranz und in aufgepeppter Form (Reis, Ei, Gemüse und optional Fleisch) ideal für die Testzeit ist, in der man versucht, individuelle Verträglichkeiten herauszufinden. Außerdem kann man dieses Gericht auch für nicht intolerante Menschen verändern. Damit kann die ganze Familie essen – und man muss nicht zweimal kochen.

Zubereitung

Reis nach Anleitung kochen und beiseite stellen. Gemüse klein schneiden und mit etwas Öl in einer Pfanne oder einem Wok scharf anbraten, auf einen Teller geben und beiseite stellen. In der Pfanne etwas Öl erhitzen, die Eier hineinschlagen und gut verrühren. Wenn das Ei gestockt ist, den Reis zugeben, beides gut durchmischen und anbraten. Immer wieder umrühren, bis der Reis ein wenig Farbe angenommen hat. Gemüse dazugeben und noch einmal kurz anrösten. Mit Salz und Pfeffer abschmecken. Wer Lust hat, kann auch einen Schuss Sojasauce (Achtung auf die Zutatenliste!) zugeben.

Bei *Histaminintoleranz* kann man auch das Ei weglassen (oder Wachteleier verwenden) und mit Reis, Hühnerfleisch und frischem Gemüse verschiedene Variationen durchprobieren. Gekochte Hühnereier haben eigentlich keine Histamin freisetzende Wirkung mehr und sollten daher besser verträglich sein. Individuelles Austesten bringt hier Klarheit.

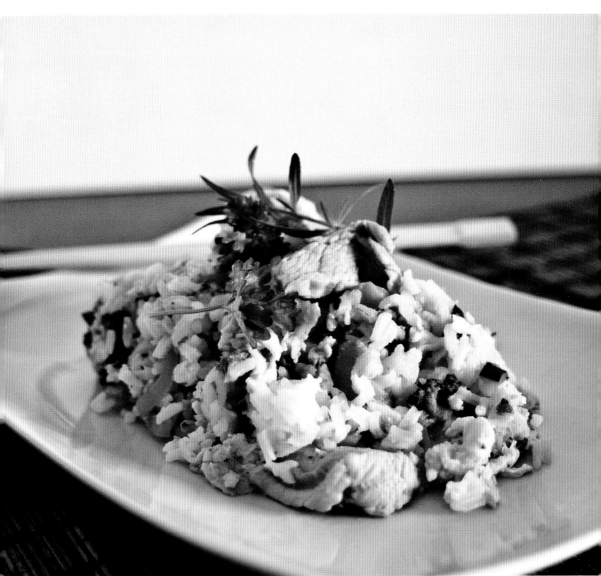

Eiernockerl

Eierspätzle mit grünem Salat

✓fruktosearm ✓laktosefrei ✓histaminarm ✓glutenfrei

Wir verwenden für dieses Rezept selbst gemachte Spätzle (S. 148), man kann aber auch Fertigprodukte verwenden, denn es gibt im Handel viele Spätzlevariationen, egal ob getrocknet oder frisch. Die meisten dieser Produkte bestehen aus Mehl bzw. Hartweizengrieß, Eiern und Salz, sind also fruktosearm und laktosefrei, durch die resistente Stärke aber etwas schwerer verdaulich.

Zubereitung

Spätzle in einer heißen beschichteten Pfanne mit dem Öl anbraten, bis die Spätzle beginnen, Farbe anzunehmen. Eier in die Pfanne schlagen und alles gut durchmischen. Fertig braten, bis das Ei gut gestockt ist. Salzen und pfeffern; anrichten.

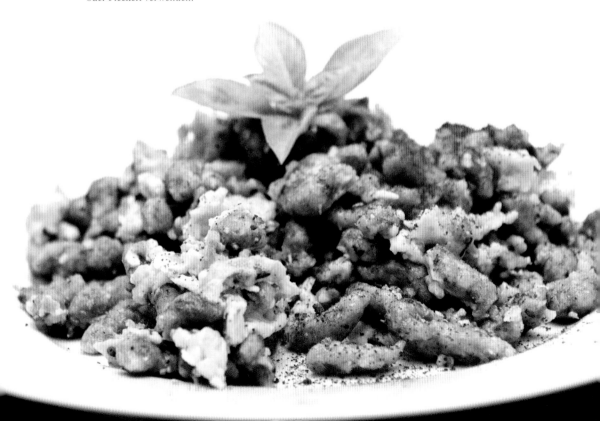

Mangold-Wok-Spätzle
Sättigend und gut verträglich

✓ fruktosearm ✓ laktosefrei

Zubereitung

Mangold waschen, Stiele und Blätter trennen. Blätter und Stiele getrennt klein schneiden. Koriander fein hacken.

Sehr wenig Wasser in Wok geben, salzen und zum Kochen bringen. Geschnittene Mangoldstiele hinzugeben und 3 Min. kochen. Restliche Blätter hinzugeben und 1 Min. kochen. Koriander und Spätzle hinzugeben und gut durchmischen. Das Wasser sollte vollständig verkocht sein. Wenn noch Wasser da ist, dieses vorsichtig abgießen. Unter ständigem Rühren die Spätzle kurz anbräunen – bei Bedarf etwas Öl hinzugeben. Eier hinzufügen und alles gut durchmischen, bis das Ei gestockt ist. Ein Schuss Sojasauce drübergeben, kurz durchmischen und anrichten.

Zutaten
- 300 g Weißer Mangold
- 250 g Spätzle (S. 148)
- 2 Eier
- 1 TL Koriander
- Sojasauce
- Salz

In der Testphase:
- Roter Paprika

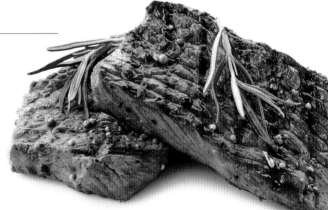

Steak
blutig, medium oder gut durch

✓ fruktosearm ✓ laktosefrei ✓ glutenfrei

Zubereitung

Steak auf Raumtemperatur erwärmen lassen, den Ofen auf 60 °C vorheizen. Steak auf beiden Seiten 45 Sekunden scharf anbraten, Hitze reduzieren und nochmals 3 Min. auf jeder Seite braten. Steak auf Alufolie legen, etwas Öl dazu, Rosmarinzweig dazulegen und Alufolie zu einem Päckchen verschließen. Päckchen im Ofen 5 Min. rasten lassen.

Steaks erst beim Anrichten salzen und pfeffern.

Dazu passen Joghurtsauce (S. 117), Reis und grüner Salat.

Zutaten
- 2 x 250 g Rostbraten (Forerib)
- Rosmarin, frisch
- Öl
- Salz & Pfeffer

Schweinslungenbraten
mit Salbei

✓fruktosearm ✓laktosefrei möglich ✓glutenfrei

Zutaten

◆ 2 Zucchini, groß (wenn möglich mit wenig Krümmung)

◆ 600 g Lungenbraten vom Schwein

◆ 10 Salbeiblätter, groß & frisch

◆ etwas Olivenöl

◆ Salz & Pfeffer

Für die Sauce

◆ 100 ml Sahne

◆ 100 ml Wasser

◆ 1 EL Maisstärke oder ½ TL Johannisbrotkernmehl

Beilage

◆ Reis

Tipp:

Maisstärke und Johannisbrotkernmehl immer zuerst in wenig Wasser anrühren.

Zubereitung

Backofen auf 180 °C vorheizen. In den Schweinslungenbraten im Abstand von ca. 5 cm mit einem kleinen Messer seitlich Taschen einschneiden. Salbei waschen und die Taschen damit so flach wie möglich auslegen. Salbei ist recht intensiv, also sollte man versuchen, die Salbeiblätter Seite an Seite in die Taschen zu legen. Fleisch rundum salzen und pfeffern. Zucchini waschen und längs in etwa ½ cm dicke Streifen schneiden.

Vor dem Braten des Fleisches Reis kochen. Etwas Öl in eine Pfanne geben und Schweinslungenbraten 1–2 Minuten rundherum scharf anbraten; das Bräunen verbessert den Geschmack und ergibt köstlichen Bratensaft. Schweinslungenbraten in den Bräter geben und ca. 15 Min. auf mittlerer Schiene in den vorgeheizten Backofen stellen.

Sobald das Fleisch im Ofen ist, Hitze der Pfanne auf mittlere Hitze reduzieren und Zucchini in den heißen Bratensaft einlegen. Bei mittlerer Hitze auf jeder Seite braun anbraten. Ist die Pfanne für alle Zucchini zu klein, die fertigen Zucchini zum Warmhalten neben den Schweinsbraten in den Bräter geben. Sobald die letzte Zucchinischeibe herausgenommen wurde, Bratensaft mit Wasser ablöschen und von den Rückständen vom Boden der Pfanne so viel wie möglich lösen. Am besten macht man das bei einer beschichteten Pfanne mit einem Holzlöffel, um die Schicht der Pfanne nicht zu beschädigen. Sahne dazugeben und ein Mal aufkochen lassen. Saucenbinder (Maisstärke bzw. Johannisbrotkernmehl) einrühren und mit Salz und Pfeffer abschmecken.

In die Sauce nach Belieben 1–2 Teelöffel Chimichurri (s. S.115) einrühren, um der Sauce den „Extrakick" zu geben. Schweinslungenbraten mit Sauce, Reis und Zucchini auf Tellern anrichten und gleich servieren.

In der *laktosefreien Variante* können statt der Sahne auch ungesüßte Reismilch oder Sojamilch verwendet werden.

Putenstreifen & Asia-Spinat
Ingwer ist wohltuend für den Verdauungstrakt

✓ fruktosearm ✓ laktosefrei ✓ glutenfrei

Zubereitung

Reis nach Anleitung kochen. Ingwer schälen und sehr fein schneiden. Putenfilets in längliche Streifen schneiden und in etwas Öl scharf anbraten. Am Ende der Garzeit mit einem Schuss Sojasauce ablöschen und ca. 30 Sek. in der heißen Pfanne durchschwenken.

Spinat waschen und in einen Topf mit wenig kochendem Wasser geben. Ingwer dazugeben und das Ganze kochen, bis der Spinat zusammenfällt; gut salzen und pfeffern. Spinat herausnehmen, fertig gebratenes Fleisch salzen, mit Spinat anrichten und mit frischem Schnittlauch bestreuen.

Zutaten

◆ 2 Putenfilets
◆ 500 g Spinat, frisch
◆ 1 Tasse Reis
◆ 1 Stück Ingwer
(etwa daumengroß)
◆ Schnittlauch, frisch
◆ Salz & Pfeffer
◆ Sojasauce (glutenfrei)

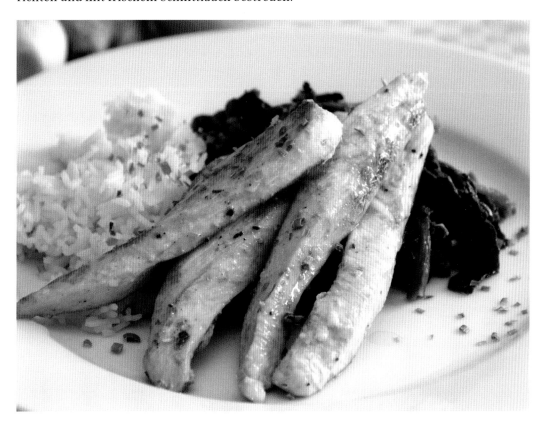

Hühnerfilets mit Kartoffeln
Ideal für die ersten Tage der Karenz!

✓fruktosearm ✓laktosefrei ✓histaminarm ✓glutenfrei

Zutaten

◆ 2 Hühnerfilets
◆ 4 Kartoffeln groß, festkochend
◆ Petersilie, frisch
◆ Öl (z. B. Olivenöl)
◆ Salz & Pfeffer

Beilage

◆ Grüner Salat mit Soja-Senf-Dressing (S.114) oder gekochte Brokkoli

Zubereitung

Kartoffeln kochen.

Fleisch in etwas Öl beidseitig anbraten – erst nach dem ersten Wenden salzen. Petersilie waschen und klein schneiden. Gekochte Kartoffeln in Stücke schneiden, in einer Pfanne etwas Öl erhitzen, gehackte Petersilie dazugeben. Kartoffeln so lange darin schwenken, bis die Petersilie gut an den Kartoffeln haftet; salzen und pfeffern.

Fettarme Alternative: Ca. 1 cm hoch Wasser in einen Edelstahltopf geben, gut salzen und zum Kochen bringen. Filets einlegen und so lange kochen, bis das Wasser verkocht ist. Filets dabei immer wieder wenden. Sobald das Wasser verkocht ist, das Filet im entstandenen braunen Belag kurz anbraten. Die gekochten Kartoffeln salzen und mit gehackter Petersilie bestreuen.

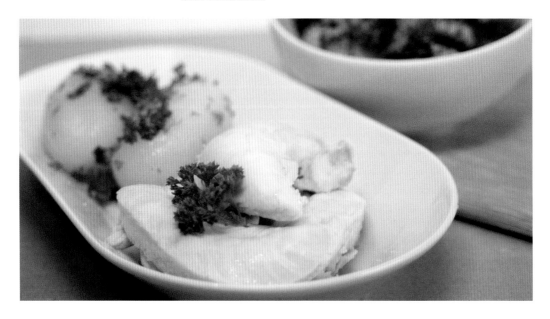

Fischsalat
Ein leichter Sommersalat

✓ fruktosearm ✓ laktosefrei ✓ glutenfrei

Zubereitung

Gurke schälen (Bio-Gurken mit Schale verwenden) und in mundgerechte Stücke schneiden. Salat waschen und klein schneiden, ebenso die Paprika. Forellenfilets von Gräten und Haut befreien und ebenfalls klein schneiden. Alles in eine große Salatschüssel geben; salzen und pfeffern. Kräuter und Essiggurken sehr klein schneiden und in eine kleine Schüssel geben. Essig, Wasser und Senf dazugeben und umrühren, bis sich der Senf aufgelöst hat. Salatsauce abschmecken und über den Salat gießen; alles gut durchrühren und anrichten.

In den ersten Tagen der Karenzzeit kann man den Senf weglassen. In der Testzeit kann man den Senf durch Zucker ersetzen.

Zutaten

- 1 Salatgurke
- ½ Kopf Grüner Salat
- 2 Forellenfilets, geräuchert
- 2 Essiggurken
- 2 EL Apfelessig
- 1 TL Salatöl
- ½ TL Estragonsenf
- 150 ml Wasser
- Schnittlauch und/oder Dill
- Salz & Pfeffer

In der Testphase:

- Rote Paprika

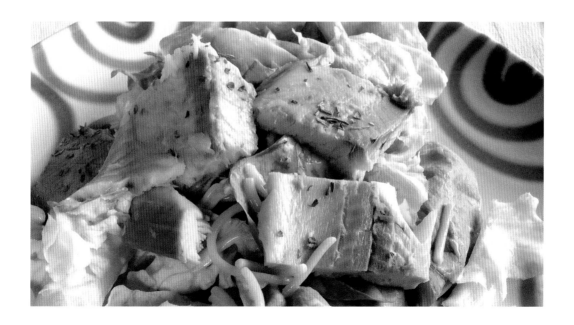

Spargel mit Schinken
Zum Testen von Spargel während der Testphase

✓ fruktosearm ✓ laktosefrei ✓ glutenfrei ✓ histaminarm
(mit Kochschinken)

Zutaten

- 1–2 EL Olivenöl
- 10 Stangen Grüner Spargel
- 4 Scheiben Schinken (Parmaschinken eignet sich besonders gut)
- 100 ml Wasser
- 1 Zitrone

Tipp:

So wenig Wasser wie möglich verwenden! Nur so viel, dass unter dem Deckel ein Dampf entsteht und der Spargel von unten nicht anbrennen kann.

Zubereitung

Spargel mit viel Wasser putzen, das „holzige" Ende entfernen. Der Übergang zum holzigen Teil ist dort, wo man den Spargelstiel leicht abbrechen kann. Parmaschinken in ca. 2 cm große Stücke reißen und in einer breiten, flachen Pfanne bei kleiner bis mittlerer Hitze 2 Min. mit wenig Öl anbraten. Spargel im Ganzen dazugeben und 1–2 Min. im Schinken wenden. Nun Wasser übergießen, zudecken und 2 Min. dünsten, bis der Spargel gar ist. Garprobe: Mit der Gabel lässt sich leicht durch das untere Ende stechen.

Wenn man in der Testphase ist, kann man noch dünn geschnittenen Knoblauch dazugeben und kurz mitdünsten.

Spargel mit allen Zutaten, aber ohne Saft, anrichten und ein paar Tropfen Zitrone (außer bei Histaminkarenz) darüberträufeln.

Info: Spargel enthält viel Vitamin A und E, dafür eher wenig Vitamin C und Biotin. Um das Vitamin E gut aufnehmen zu können, sollte Spargel immer mit Fett serviert werden. Spargel enthält relativ viele Ballaststoffe und sorgt so für eine gesunde Verdauung. Sollte daher erst am Beginn der Testphase getestet werden.

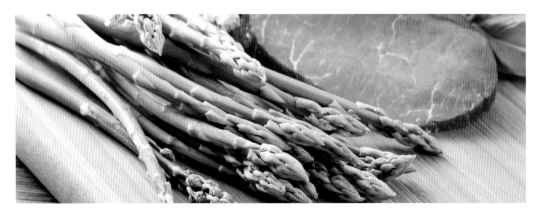

Gekochtes Huhn mit Salat
Schonkost für den Magen

✓fruktosearm ✓laktosefrei ✓glutenfrei ✓histaminarm
(Hühnchen ohne Haut verwenden!)

Zubereitung

Suppengemüse (meist verschiedene Möhren, Zwiebel, Sellerieknolle, Petersilie) waschen, eventuell schälen, in 1 cm große Stücke schneiden, mit den Hühnerbrüsten in einen großen Topf geben, salzen, pfeffern und Lorbeerblatt dazugeben. Mit kaltem Wasser übergießen, bis alles etwa 5 cm überdeckt ist. Deckel drauf, aufkochen lassen, dann Temperatur auf mittlere bis niedrige Stufe stellen. In wallender Flüssigkeit leicht kochen lassen. Nach ca. ½ Stunde Hühnchen herausheben, etwas abkühlen lassen und in dünne Streifen schneiden.

Salat waschen und in eine Schüssel geben. Zutaten für die Marinade in einer kleinen Schüssel gut vermischen, über den Salat gießen. Salat anrichten, Hühnchenstreifen dazugeben; eventuell mit Petersilblättchen verzieren.

In den ersten Karenztagen am besten Reis dazu essen, später passen auch „Kürbis Wedges" (S. 140) oder „Buchweizen" (S. 151) ideal dazu.

Hühnerfonds

Übrig gebliebene Suppe durch ein Sieb abgießen (im Kühlschrank einige Tage haltbar; nicht bei Histaminintoleranz) und als Fonds bei anderen Gerichten verwenden.

Das Gemüse bietet sich als Suppeneinlage oder als Beilage an für nicht intolerante Familienmitglieder bzw. für die Testphase.

Zutaten

- 1 Bd. Suppengemüse
- 1 Lorbeerblatt
- 2 Hühnerbrüste, frisch
- 2 TL Salz
- etwas Pfeffer
- Grüner Salat, frisch

für die Marinade:

- 4–5 EL Olivenöl
- ½ Zitrone
- Salz & Pfeffer
- Petersilie, frisch

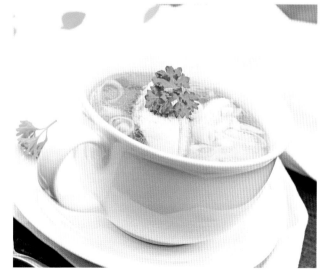

Einfacher Rinderbraten
Ein britischer Festtagsbraten

✓fruktosearm ✓laktosefrei ✓glutenfrei
(Beachten Sie die Zutatenliste beim Senf!)

Zutaten

für 6–8 Portionen:

◆ 1,8 kg Lungenbraten (oder
Beiried oder Roastbeef)

◆ 3 EL Englischer Senf

◆ Salz & Pfeffer

◆ 200 ml Rinderfonds
(oder Gemüsefonds)

Bratzeiten

◆ Blutig/Englisch: 20 Min.
pro 450 g, plus 20 Min.

◆ Medium:
25 Min. pro 450 g,
plus 25 Min.

◆ Durchgebraten:
30 Min. pro 450 g,
plus 30 Min.

Zubereitung

Backofen auf 180–190 °C vorheizen. Braten auf ein Schneidebrett legen, rundherum salzen, pfeffern und mit Senf gut einreiben; mit dem Fettrand nach oben in einen Bräter geben und in den aufgeheizten Backofen stellen. Wird der Fettrand während der Bratzeit zu dunkel, das Fleisch mit Alufolie bedecken. Während der Bratzeit ein paar Mal mit eigenem Bratensaft oder etwas Wasser übergießen.

Am Ende der Bratzeit Braten aus dem Backofen nehmen, auf einen tiefen Teller geben und mit Alufolie überdecken; 15–20 Min. rasten lassen. Bräter auf die Kochstelle stellen und bei mittlerer Stufe mit ein wenig Fonds übergießen. Bratenreste mit einem Holzlöffel vom Boden des Bräters lösen; 5 Min. köcheln lassen.

Braten in dünne Scheiben schneiden und mit etwas Bratensaft übergießen. Dazu passen Petersilkartoffeln oder Reis sowie Blattsalate.

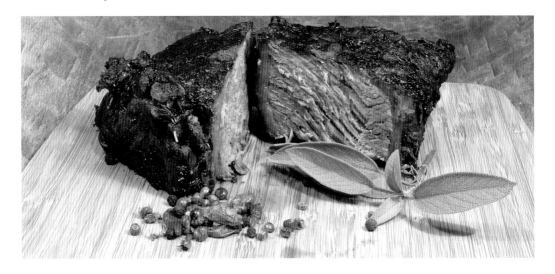

Tiroler Gröstl
Ein alpenländisches „Reste-Essen"

✓ fruktosearm ✓ laktosefrei ✓ glutenfrei ✓ histaminarm (ohne Speck)

Zubereitung

Kartoffeln kochen, schälen, auskühlen lassen und in Scheiben schneiden. Speck würfelig schneiden (Fleisch in kleine, sehr dünne Stücke). Zwiebel und Knoblauch schneiden und in wenig Öl andünsten. Wenn die Zwiebel beginnt, Farbe zu nehmen, Speck zugeben und scharf anbraten; dann Kartoffeln dazugeben und so lange braten, bis die Kartoffeln leicht bräunen; salzen, pfeffern und auf einem Teller anrichten. In der noch heißen Pfanne Spiegeleier braten, auf das Gröstl legen und mit Schnittlauch bestreuen.

Info: Während der Karenzphase die Zwiebel und den Knoblauch weglassen!

Wer auf Fleisch verzichten will, kann auch das Fleisch weglassen und zum Beispiel durch ein paar geviertelte Champignons ersetzen (erst beim Anrichten salzen, sonst verlieren die Pilze Wasser und das Gröstl wird matschig). Champignons, Zwiebel und Knoblauch können ideal mit diesem Gericht in der Testphase getestet werden.

Zutaten

◆ 4 Kartoffeln, groß,
   festkochend
◆ 200 g Speck
   (oder gekochtes Rindfleisch)
◆ 2 Eier
◆ Salz & Pfeffer
◆ Schnittlauch, frisch

Optionale Zutaten
   für die Testphase:

◆ Zwiebel
◆ Knoblauch
◆ Champignons

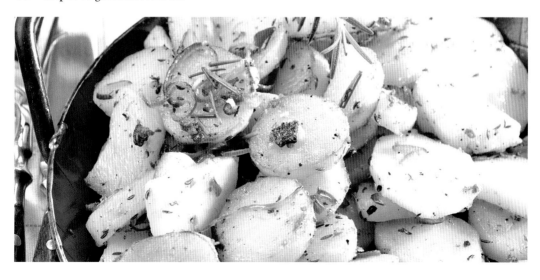

Curry
Ein Gericht mit unendlichen Variationen

✓ fruktosearm ✓ laktosefrei ✓ glutenfrei
(Zutatenlisten beachten!) ✓ vegan möglich

Curry ist erst ab der zweiten Woche der Karenz geeignet.

Grundzutaten
◆ 300 g Fleisch
◆ bis 200 g Gemüse
◆ 500 ml Flüssigkeit

Zutaten
◆ 3 EL Tahini
◆ 1 EL Apfelessig
◆ 4 TL Maisstärke
◆ 1 TL Salz

Gewürze
◆ Koriander, frisch
◆ 4 TL „Currymischung" (Seite 96)
◆ 1 TL Kreuzkümmel
◆ Sesamkörner
◆ 6 g Ingwer
◆ Sojasauce

Als Beilage passt Reis.

Zubereitung

Fleisch und Gemüse in mundgerechte Stücke schneiden. Ingwer schälen und sehr fein hacken. Apfelessig, Tahini und 4 EL Sojasauce vermengen. Wok anheizen und Fleisch kurz in Öl anbraten. Hitze reduzieren, Gemüse hinzugeben und ca. 3–4 Min. braten. Curry und Kreuzkümmel hinzugeben, einmal durchmischen, mit Soße ablöschen. Mit Flüssigkeit aufgießen, salzen und zum Kochen bringen. So lange kochen, bis das Fleisch gar ist (Fisch/Seitan 2–3 Min., Fleisch/Soja ca. 10 Min.). In der kleinen Schüssel 2 EL Sojasauce mit der Maisstärke vermengen und die Mischung in den Wok hinzugeben. Nochmal aufkochen lassen, dabei gut durchrühren. Angerichtetes Curry mit fein gehacktem Koriander oder Sesamkörnern bestreuen.

Variationsmöglichkeiten

Am Anfang der Karenz eher kein oder nur wenig Gemüse verwenden. Mangold, Kartoffeln und Okra eignen sich hier sehr gut. Später kann man die Menge steigern und z. B. Bambussprossen hinzufügen. Je nach Verträglichkeit und Geschmack lassen sich unzählige Gemüsevariationen ausprobieren.

	Karenzphase	*Dauerernährung / Testzeit*
Fleisch	Huhn, Rind, Schwein, Fisch	Sojaschnetzel, Seitan*
Gemüse	Mangold Okra Kartoffeln Bambussprossen	Möhren Champignons Kürbis Brokkoli
Flüssigkeit	Wasser	300 ml Wasser und 200 ml Kokos- oder Reismilch/Sahne**

* Seitan ist reines Gluten.
** Bei Laktoseintoleranz verwenden Sie laktosefreie Sahne.

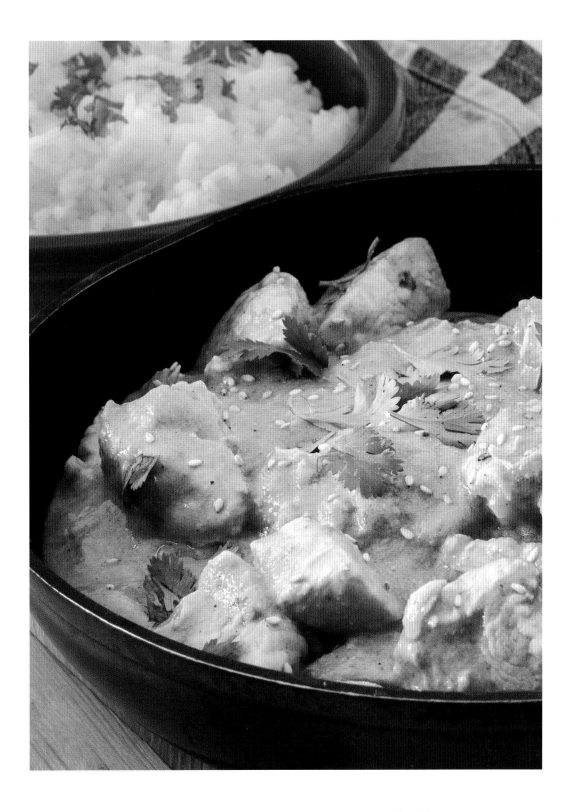

Gurken-Maki-Sushi
Sie benötigen eine Bambusmatte

✓ fruktosearm ✓ laktosefrei ✓ glutenfrei (Beachten Sie die Zutatenliste beim Essig!) ✓ vegan möglich

Zutaten

- ½ Salatgurke
- 2 Nori-Blätter (Seetang, getrocknet)
- 200 g Sushireis, ungekocht
- etwas Reisessig

Optional:

- Sojasauce, Wasabipulver oder Wasabipaste (Achtung auf Zutatenliste!)
- Ingwer, eingelegt (in Testphase)

Variationen:

- Räucherlachs
- Forelle, geräuchert
- Avocado

INFO

Von der Verträglichkeit der Nori-Blätter bei Histaminintoleranz liegen uns nur sehr wenig Daten und Erfahrungen vor. Ein individuelles Austesten nach der Karenzphase ist daher sinnvoll. Sie scheinen aber auch bei Histaminintoleranz recht gut verträglich zu sein. Essig kann durch Leitungswasser ersetzt werden, Sojasauce und Wasabi sollte man weglassen.

Zubereitung

Sushireis nach Anleitung auf der Verpackung kochen und auskühlen lassen. Gurke (und optionale Zutaten) in ½ cm dicke Streifen schneiden. Noriblatt mit glatter Seite nach unten auf Bambusmatte legen; Reis etwa ½ cm dick darauf verteilen, gut andrücken und mit etwas Reisessig bespritzen. Am oberen Ende 2–3 cm des Noriblatts freilassen. Auf unteres Ende die Gurkenstreifen und optionalen Zutaten legen; dann mit der Bambusmatte vorsichtig alles einrollen und dabei gut festdrücken. Das frei gelassene Ende mit Reisessig anfeuchten und verkleben. Dieser Vorgang benötigt etwas Übung!

Rolle auf ein Schneidbrett legen und mit einem sehr scharfen Messer in mundgerechte Stücke schneiden. Makis in Sojasauce tunken und essen. Nach der Testphase kann man mit etwas Wasabi in der Sojasauce Schärfe dazugeben. Vorsicht bei Wasabipasten, ihnen ist oft Laktose beigemengt. Im Asia-Laden gibt es Wasabipulver, das man nur noch mit Wasser anrühren muss.

Man kann statt der Gurken auch anderes Gemüse oder geräucherte Forellen oder Lachs verwenden. Lassen Sie Ihrer Kreativität freien Lauf!

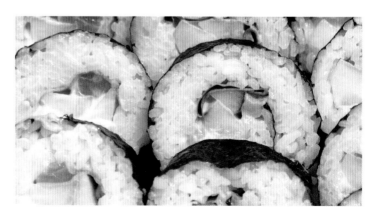

Gemüse Huhn „Ofen"
Ideal für die ganze Familie. 4-6 Portionen!

✓fruktosearm ✓laktosefrei ✓glutenfrei ✓histaminarm (ohne Haut)

Dieses Gericht ist deshalb so empfehlenswert, weil es ideal für Familien ist, in der nicht alle Karenz halten müssen. **Derjenige, der in der Karenzphase ist, verzehrt nur Keule und Kartoffeln**, die übrigen können auch das Gemüse essen. Schmecken wird es allen! Ist man schon in der Testphase, kann man die verschiedenen Gemüsesorten testen.

Zubereitung

Ofen bei Ober- und Unterhitze auf 200 °C vorheizen. Pilze waschen und halbieren, Gemüse und geschälte Kartoffeln in große Stücke schneiden und in eine Auflaufform geben. Olivenöl, Salz, Paprikapulver und Pfeffer darübergeben, gut durchmischen. Hühnerkeulen salzen und mit Paprikapulver einreiben. Etwas Wasser (oder Gemüsefonds) dazugeben, bis der Boden schwach bedeckt ist. Hühnerkeulen mit der Hautseite nach oben auf das Gemüse legen, mit Alufolie abdecken und in den Ofen schieben. Die Keulen alle 10 Min. mit dem Sud vom Auflaufboden übergießen. Nach 15 Min. Alufolie entfernen, und nach ca. 30 weiteren Min. sollten die Keulen gar und knusprig sein.

Zutaten

- 6–8 Kartoffeln, mittelgroß, festkochend
- 4–6 Hühnchenkeulen
- Paprikapulver, edelsüß

- 2–3 Knoblauchzehen
- 1 Zwiebel
- 1 Zucchini
- 4–6 Karotten
- 200 g Champignons, frisch
- Salz & Pfeffer

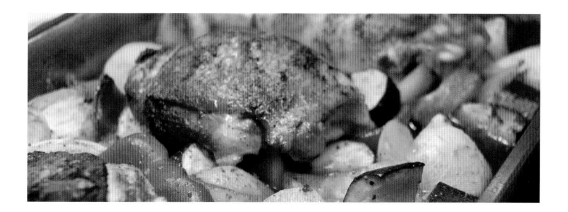

Wildlachs mit Polenta
und grünem Salat

✓fruktosearm ✓laktosefrei ✓glutenfrei (Vorsicht bei Sojasauce und Suppenpulver)

Zutaten

◆ 2 x 250 g Wildlachsfilet

◆ 150 g Polenta

◆ Blattsalate, grüne

◆ Sojasauce
(auf Zutatenliste achten!)

◆ Suppenpulver
(auf Zutatenliste achten!)

Salatdressing

z. B. „Soja-Senf Dressing"
(S. 114)

Familienmitglieder:

Für Familienmitglieder, die nicht auf Karenz sind, kann der Salat beliebig aufgepeppt werden, z. B. mit rotem Zwiebel oder Karottenstreifen.

Zubereitung

Polenta nach Anleitung zubereiten (kann je nach Art unterschiedlich lange dauern); wir empfehlen den „schnellen" Polentagrieß: kurz in wenig Salzwasser aufkochen, kräftig umrühren und ziehen lassen, dann in ein eckiges Gefäß geben und auskühlen lassen. Dabei wird die Polenta fest. Alternativ gibt es auch fertige Polenta (auf Zutatenliste achten). Ist die Polenta ausgekühlt, in fingerdicke Scheiben schneiden.

Einen weiten Topf etwa 1 cm hoch mit Wasser füllen. Suppenpulver, Salz und etwas Sojasauce dazugeben, bis ein schmackhafter Sud entsteht. Wildlachs – noch tiefgefroren oder frisch – in den Sud legen und zugedeckt auf niederer Flamme etwa 10 Min. köcheln lassen (frischen Lachs entsprechend kürzer). In der Zwischenzeit Salat waschen und Salatdressing zubereiten. Dann in einer Pfanne etwas Öl erhitzen und Polentascheiben einlegen, etwa 2 Min. auf jeder Seite anbraten. Fisch vorsichtig herausnehmen und anrichten! Dazu passt ein Joghurtdressing (S. 117) mit z. B. Dill oder Petersilie.

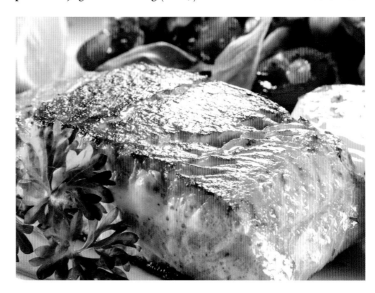

Spinat-Lachs-Teller
Ideal für die Testzeit!

✓ fruktosearm ✓ laktosefrei ✓ glutenfrei (Zutatenlisten beachten!)

Zubereitung

Lachs waschen, trockentupfen, entgräten und in mittelgroße Würfel schneiden. Tiefkühlspinat nach Anleitung auftauen, kochen und gut ausdrücken; mit dem Messer etwas zerkleinern. Paprika waschen und in Streifen schneiden; etwas Öl in der Pfanne erhitzen, Lachs zugeben und kurz anbraten; aus der Pfanne nehmen, auf einen Teller geben und etwas salzen und pfeffern. Dann Paprika in der Pfanne kurz andünsten, Paprikapulver darüberstreuen, einmal umrühren und sofort mit Essig ablöschen. Noch einmal kurz umrühren und mit Reismilch und Wasser aufgießen. Sobald alles köchelt, Spinat dazugeben und alles etwa 5 Min. auf kleiner Flamme köcheln lassen. Lachs dazugeben, umrühren, Herd sofort abdrehen und alles 2–3 Min. ziehen lassen. Mit etwas Reis anrichten und genießen! Wer will, kann eine Zitronenscheibe dazugeben.

Tipp: Sollte die Soße zu flüssig sein, 1 TL Maisstärke mit wenig Wasser verrühren, nach dem Spinat zugeben und gut umrühren, bis die Soße kocht und sämig wird.

Zutaten

◆ 300 g Lachsfilet
◆ 250 g Tiefkühl-Blattspinat
◆ 1 Paprika, rot
◆ 1/8 l Wasser
◆ 2 EL Apfelessig
◆ 300 ml Sojamilch (oder Reismilch, ungezuckert)
◆ 3 TL Paprikapulver, rot
◆ Salz & Pfeffer

Beilage

◆ Reis
◆ Quinoa

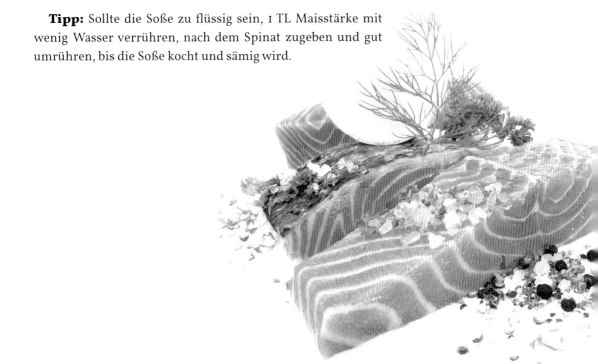

Couscous-Laibchen
Für die erste Woche der Karenz geeignet

✓fruktosearm ✓laktosefrei

Zutaten

◆ 8 EL Couscous
◆ 1 EL Hartweizengrieß
◆ 2 EL Mehl
◆ 3 Eidotter
◆ 300 ml kochendes Wasser
◆ Italienische Kräuter, getrocknet,
◆ Salz & Pfeffer

Optional:

◆ Saft von ¼ Limette

Zubereitung

Couscous und Hartweizengrieß in eine große Schüssel geben, mit heißem Wasser vermengen und stehen lassen, bis Couscous weich und handwarm ist. Eidotter, Salz, Pfeffer, Limettensaft und Gewürze unterrühren. Wenn zu flüssig, etwas Mehl dazugeben. Pfanne mit Öl erhitzen, mit einem Löffel aus der Couscousmasse kleine Laibchen formen und ausbraten. Wer eine schöne Kruste will, bestreut die Laibchen, bevor sie gebraten werden, mit Paniermehl. Sind die Laibchen goldbraun, auf dem Küchentuch abtropfen lassen.

Als Alternative Teig mit Speckwürfelchen oder – nach der Karenzphase – mit Gemüse (z. B. Dosenmais, geraspelte Zucchini) verfeinern.

Zu den Laibchen passen grüner Salat, Kürbiskernöl, Parmesan.

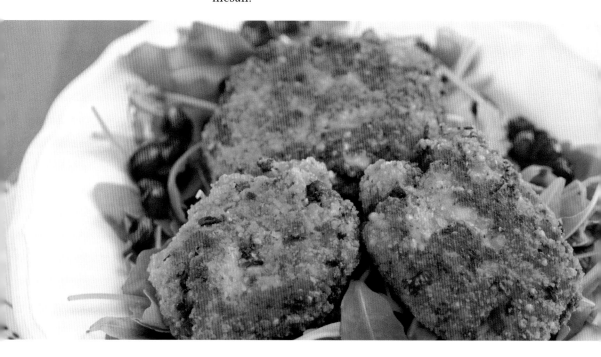

Spinat Omelette
Für die erste Woche der Karenz geeignet

✓ fruktosearm ✓ laktosefrei

Zubereitung

Omeletten zubereiten.

Etwas Öl in einem Topf erhitzen, Mehl dazugeben und gut umrühren, mit Milch aufgießen, kurz köcheln lassen. Tiefgekühlten Spinat dazugeben und so lange kochen, bis er aufgetaut und sämig ist.

Mit Salz, Limette und Pfeffer abschmecken.

Omeletten mit dem Spinat füllen und vorsichtig einrollen. Wer will, kann die fertigen Omeletten noch mit Gouda bestreuen und kurz im Rohr überbacken.

Zutaten

- 4 Omeletten (Seite 90)
- 450 g Jungspinat, tiefgekühlt, passiert
- 2 EL Mehl
- etwas laktosefreie Milch (oder Soja-/Reismilch, ungezuckert)
- Salz & Pfeffer
- Saft von ¼ Limette

Optional:

- Gouda, geraspelt

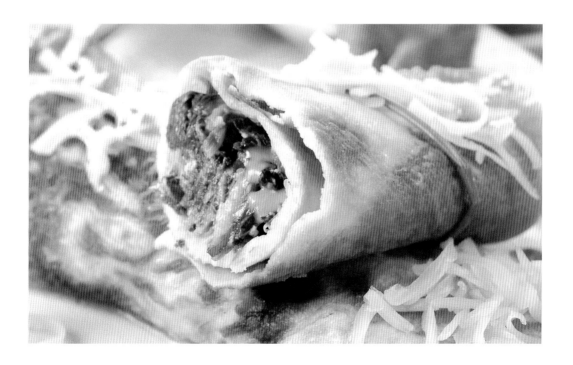

Rote Mangold-Nudeln
Zum Austesten von Mangold geeignet

✓ fruktosearm ✓ laktosefrei ✓ vegan möglich

Zutaten
- 300 g Nudeln
- 300 g Roter Mangold
- 150 g Speck
- 1 Schuss Weißwein
- Salz & Pfeffer

Optional:
- Sprossen, frisch
- Schnittlauch

Testphase:
Zucchini mit dem Speck anrösten

Zubereitung

Nudeln kochen und abseihen. Speck in Würfel schneiden, Mangold in Streifen schneiden.

Speck ohne Zugabe von Fett in beschichteter Pfanne langsam erwärmen, bis das Fett des Specks flüssig wird. Mangold dazugeben und alles 2–3 Min. durchschwenken, bis der Mangold zusammenfällt. Mit Weißwein ablöschen und so lange köcheln, bis das Wasser verkocht ist.

Nudeln dazugeben und alles nochmal kurz anbraten; salzen und pfeffern. Anrichten und frischen, geschnittenen Schnittlauch und/oder Sprossen darüberstreuen.

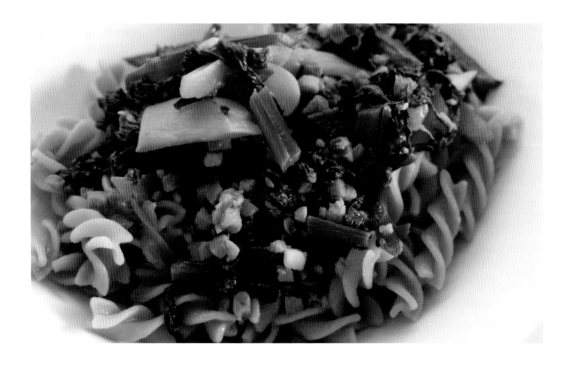

Kartoffel, Ei & Cottage Cheese
Englische Käse-Kartoffeln

✓ fruktosearm ✓ histaminarm

Zubereitung

Ofenkartoffeln zubereiten (s. S. 142). 20 Min., bevor die Kartoffeln fertig sind, Eier in einer Tasse mit Kümmel, Salz und Pfeffer verrühren. In beschichteter Pfanne mit etwas Öl anbraten. Rührei mit dem Kochlöffel so lange bearbeiten, bis es nur noch kleine Krümel sind. Cottage Cheese und klein geschnittenen Kochschinken dazugeben und noch einmal durchrühren. Kartoffeln in der Folie in der Hälfte durchschneiden, aufspalten und Käse-Ei-Gemisch darübergeben.

Histaminintolerante, die Eiweiß von Eiern meiden wollen, können stattdessen die Eier kochen und den Dotter mit den restlichen Zutaten vermischen. Eiweiß gilt nur in rohem Zustand als Histaminliberator, gekochte Eier sollten also unproblematisch sein. Individuelles Austesten ist angeraten.

Zutaten

- 2 Ofenkartoffel (S. 142)
- 2 Eier
- etwas Kümmel
- ca. 50 g Kochschinken
- 125 g Cottage Cheese
- Salz & Pfeffer

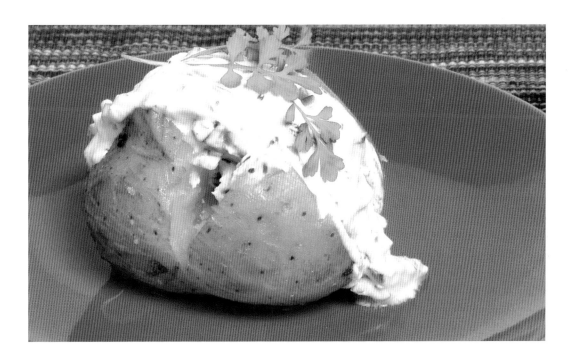

Pilznudeln
Zum Austesten von Pilzen in der Testzeit

✓fruktosearm ✓laktosefrei ✓vegan

Zutaten
- 200 g Tagliatelle
- 250 g Pilze, frisch
- 1 EL Olivenöl
- 100 ml Reismilch, ungezuckert
- Salz & Pfeffer
- Schnittlauch oder Petersilie

Optional:
- ½ Zwiebel

Zubereitung

Nudeln kochen, Pilze säubern. Pilze in heißem Öl anschwitzen, leicht salzen und braten, bis das Wasser aus den Pilzen kommt. Im eigenen Saft kurz schmoren lassen; mit Reismilch aufgießen; mit Salz, Pfeffer und gehackten Kräutern abschmecken; die Soße über die Nudeln geben.

In der Dauerernährung kann man, wenn man Zwiebel verträgt, eine halbe Zwiebel klein schneiden und mit den Pilzen anschwitzen. Hat man keine Laktoseintoleranz, kann man statt der Reismilch auch Sahne verwenden.

Info zu Pilzen: Pfifferlinge, Champignons und Steinpilze haben praktisch keine Fruktose oder Glukose, auch kein bzw. kaum Sorbit. Dafür aber relativ hohe Mengen anderer Zuckeralkohole. Pilze werden bei Fruktoseintoleranz oft gut vertragen – individuelles Austesten ist hier am Ende der Testzeit sicher sinnvoll. Bei Histaminintoleranz sind Pilze nicht gut verträglich und sollten gemieden werden.

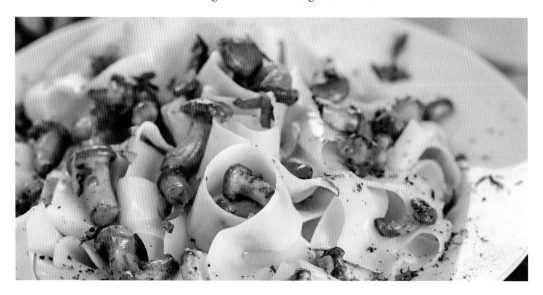

Hackbraten
Ein Klassiker aus Österreich – für 6 Personen

✓ fruktosearm ✓ laktosefrei

Zubereitung

Backrohr auf 180 °C vorheizen.

Petersilie hacken; Brötchen in Wasser einweichen, bis sie gut durchnässt sind, dann sehr gut ausdrücken. Brötchen, Eier, Fleisch, Paprikapulver, Petersilie, 2–3 TL Salz und etwas gemahlenen Pfeffer gut durchmischen, bis eine Art „Teig" entsteht. Diesen Teig in eine Kastenform geben und im Backrohr etwa 1 Stunde backen.

Als Beilage eignen sich Kartoffeln oder Reis sowie grüner Salat.

Tipp: Der Hackbraten lässt sich in der Testzeit mit klein geschnittenen Essiggurken oder roter Paprika pikanter machen.

Zutaten

- 1 kg Hackfleisch, gemischt
- 2 alte Semmeln (Brötchen; Zutatenliste beachten!)
- 2 Eier
- 3 TL Estragonsenf
- Salz & Pfeffer
- 40 g Petersilie, frisch
- 1 TL Paprikapulver

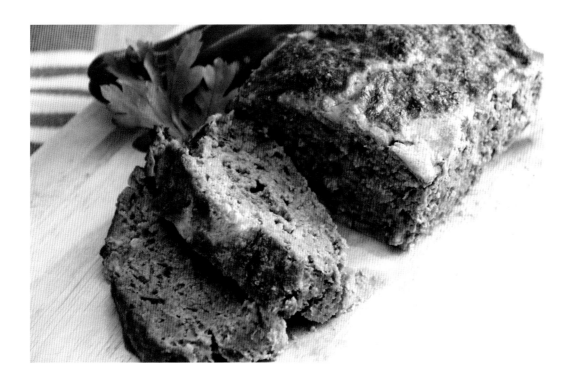

Grillspieße
Schmecken am besten vom Griller

✓fruktosearm ✓laktosefrei ✓glutenfrei

Zutaten

◆ 250 g Putenfleisch
◆ ¼ Paprika, gelb
◆ ⅛ Zucchini
◆ Salz & Pfeffer

Optional

für den Rest der Familie:
◆ Würstchen
◆ Cocktailtomaten
◆ Auberginen
◆ … und vieles mehr

In der Testzeit lässt sich das Gericht durch weitere Nahrungsmittel einfach ergänzen. In der Dauerernährung kann man sich seinen Grillspieß ganz nach individueller Verträglichkeit zusammenstellen.

Zubereitung

Alle Zutaten in mundgerechte Stücke schneiden und nacheinander auf einen Grill- oder Holzspieß stecken (Holzspieße vorher in Wasser gut einweichen, dadurch verbrennen sie nicht so leicht und das Bratgut löst sich leichter vom Spieß).

Spieß würzen, mit Öl beträufeln, auf den Griller legen und auf allen Seiten gut durchgrillen. Alternativ kann man die Spieße auch in der Pfanne braten, auf dem Griller zubereitet, schmecken sie aber am besten.

Als Beilage eignen sich Reis, Ofenkartoffel (S. 142) oder Kartoffelsalat (S. 143).

Auch dieses Gericht lässt sich leicht erweitern, damit auch Personen, die keine Karenz machen, mitessen können. Jeder kann sich seinen Spieß individuell bestücken!

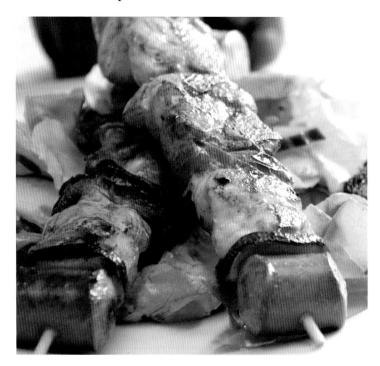

Reisfleisch
Ideal für die ersten Tage der Karenzphase

✓fruktosearm ✓laktosefrei ✓glutenfrei

Zubereitung

Fleisch in mundgerechte Stücke schneiden. Öl in Topf erhitzen, darin Fleisch scharf anbraten. Reis und Kümmel dazugeben, kurz durchrühren. Paprikapulver einrühren, mit Essig ablöschen, Wasser zugeben, salzen, bei Bedarf pfeffern und aufkochen lassen. Auf niedrigster Stufe, mit geschlossenem Deckel, kochen, bis das Wasser aufgesogen ist.

Anrichten und mit geriebenem Parmesan bestreuen.

Zutaten

- 150 g Rundkornreis
- 300 ml Wasser
- 300 g Schweinefleisch
- 1 Schuss Apfelessig
- 1/2 TL Kümmel
- 1 TL Paprikapulver, edelsüß
- Salz & Pfeffer
- Parmesan

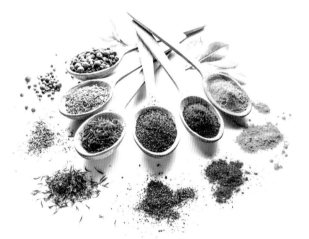

Curry Gulasch
Gulasch, mal anders

✓fruktosearm ✓laktosefrei ✓glutenfrei

Zubereitung

Kartoffel schälen, Okra waschen und in Stücke schneiden. Öl in Topf erhitzen, darin Fleisch scharf anbraten. Curry- und Paprikapulver dazugeben, rühren und mit Essig (oder Weißwein) ablöschen. Wasser zugeben, salzen, Lorbeerblatt dazugeben und aufkochen lassen. Für ca. 45 Min. auf niederer Stufe ohne Umrühren zugedeckt köcheln lassen. Kartoffeln hinzugeben und nochmal 15 Min. kochen lassen. Dann Okra dazugeben und weitere 10 Min. köcheln lassen.

Vor dem Servieren kann man einen Schuss Sahne (Laktose!) oder Reismilch in den Teller geben.

Zutaten

- 300 g Gulaschfleisch
- 100 g Okra
- 2 Kartoffel, klein
- 500 ml Wasser
- 1 Schuss Apfelessig
- 2 TL „Currymischung" (S. 118)
- 1 TL Paprikapulver, edelsüß
- 1 Lorbeerblatt
- Salz

Knödel mit Ei
Am besten mit Knödel vom Vortag

√ fruktosearm   √ laktosefrei

Zubereitung

Knödel (s. S. 146) vom Vortag halbieren und in Scheiben schneiden! Es können alle Knödelvariationen verwendet werden. Man kann auch verschiedene Knödelarten mischen.

Öl in einer Pfanne erhitzen, Knödel dazugeben und scharf anbraten, bis die Knödel ein bisschen Farbe bekommen. Eier dazugeben und das Ganze vorsichtig immer wieder durchmischen, bis das Ei gestockt ist. Salzen und pfeffern, anrichten und mit frischen Sprossen garnieren.

Dazu passt perfekt grüner Salat (S. 149).

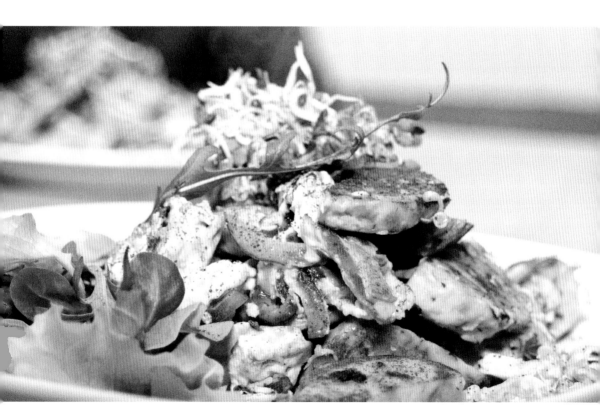

Knödel Tris
Norditalienische Spezialität

✓ fruktosearm ✓ laktosefrei

Zubereitung

Semmelknödel, Spinatknödel und Speckknödel zubereiten.
Hierfür das Grundrezept von S. 146 nehmen, etwas mehr Mehl
verwenden; die Masse dritteln und einmal 50 g würfeligen
Speck und einmal 100 g ausgedrückten Spinat hinzugeben.
Knödel formen und kochen.

Butter in Topf schmelzen und braun werden lassen. Jeweils
eine Knödelart auf den Teller geben, Parmesan darübergeben
und mit brauner Butter übergießen. Salzen und Pfeffern.

Grüner Salat (S. 149) schmeckt herrlich dazu!

Zutaten

◆ 6 Knödel (Seite 146)
◆ Butter, laktosefrei
◆ Parmesan
◆ Salz & Pfeffer

Tipp

Statt Butter kann man vegane
Margarine verwenden (wird
nicht braun!) oder einfach Olivenöl über die Knödel geben.

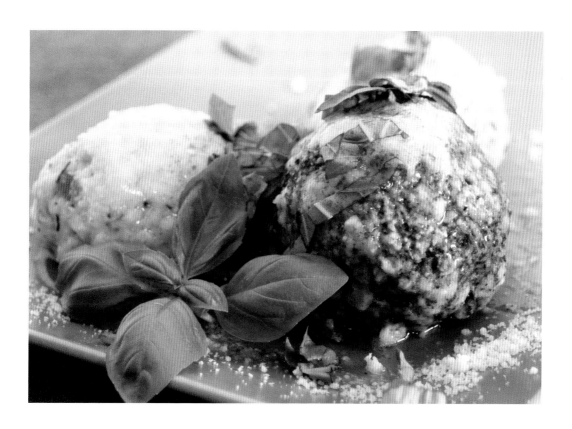

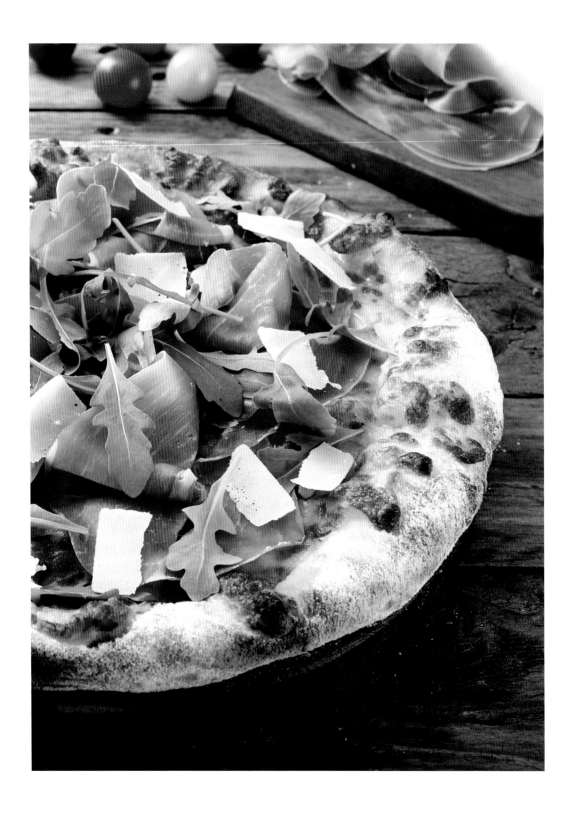

Pizza
Für die ganze Familie – große Variationsvielfalt!

√fruktosearm √laktosefrei √vegan möglich

Zubereitung Tomatensauce

Passierte Tomaten in Topf erwärmen, Kräuter nach Geschmack dazugeben, salzen und 5 Min. auf kleiner Flamme köcheln lassen.

Zubereitung Pizza

Pizzateig vorbereiten. Backrohr auf 220 °C bei Ober-/Unterhitze vorheizen. Belag vorbereiten, d. h. Gemüse waschen und in dünne, mundgerechte Stücke schneiden. Sauce gleichmäßig auf Pizzateig verstreichen, Käse und sonstigen Belag gleichmäßig auf Pizzateig verteilen. Pizza ca 10–15 Min. auf mittlerer Schiene backen.

Aus dem Rohr nehmen und vor dem Servieren frisches Basilikum darübergeben.

Variante für Karenzphase

Für Personen in Karenz kann man einen Teil der Blechpizza bzw. eine eigene Pizza wie folgt belegen. Option 1: Statt der Tomatensauce einfach Frischkäse oder Ricotta (laktosefrei) verwenden. Option 2: Nur 1 EL Sauce pro Person verteilen (es ist praktisch nur eine Benetzung des Teigs). Dann eine Handvoll Käse verteilen und mit 2 Scheiben gerissenem Schinken, 4 Oliven, 2–4 Artischockenherzen und 4 dünnen Zucchinischeiben belegen.

Zutaten
* „Pizzateig" (S. 192)

für die Sauce
* 200 g Tomaten, passiert
* Mediterrane Kräuter, getrocknet (z. B. Oregano, Thymian, Basilikum, Rosmarin)
* Salz

für den Belag
* Gouda, gerieben (auf Laktosegehalt achten)
* Was auch immer man auf der Pizza gern mag.
* Basilikum, frisch

Fruktosearm sind:
* Schinken
* Speck
* Oliven
* Artischocken
* Pfefferoni
* Ruccola
* Zucchini
* Parmesanstückchen
* Feta-Stückchen
(Achtung: laktosehältig)

PIZZATEIG AUS DEM KÜHLREGAL

Es gibt auch fertigen Pizzateig im Supermarkt zu kaufen. Viele dieser Blech-Pizzateige sind fruktosearm und laktosefrei. Ein Blick auf die Zutatenliste gibt Auskunft!

Oopsie-Burger
American Style gluten-free cheeseburger

✓fruktosearm ✓laktosefrei ✓glutenfrei

Okra, eingelegt (S. 145)

Zutaten
- 400 g Rinderhack
- 2 Scheiben Gouda, alt
- Okra, eingelegt (S. 145)
- Grüner Salat
- 4 Oopsies (S. 193)

Tipp:
Wer öfter Burger isst, sollte sich eine Hamburgerpresse zulegen.

Info
Normale Burgerbrötchen enthalten meistens Zucker, weshalb sie in der Karenzphase vermieden werden sollten.

Zubereitung Tomatensauce
Oopsies lassen sich gut einige Stunden vorher zubereiten. Am besten gut abgedeckt im Kühlschrank aufbewahren.

Aus dem Hackfleisch 4 Hamburger formen. Am besten geht das mit einer Hamburgerpresse. Burger bestehen zu 100 % aus Rindfleisch, ohne Salz oder andere Zutaten.

Burger in einer Pfanne mit etwas Öl beidseitig braten. Burger lassen sich auch gut ohne Fett am Griller zubereiten. Erst am Ende der Bratzeit salzen. Auf 2 Burger noch in der Pfanne eine Scheibe Gouda legen und warten, bis der Käse geschmolzen ist.

Ein Oopsie vorbereiten und zuerst mit dem Käse-Burger, dann mit Salat, Okra und eventuell einer Soße belegen. Den zweiten Burger drauflegen und mit dem zweiten Oopsie den Burger abschließen.

Dazu passen perfekt Potato oder Kürbis Wedges (S. 140).

Optionen zum Belegen während der Karenz:
Essiggurken, Joghurtsauce (S. 117), Mayonnaise (S. 116), etwas „Currymischung" (S. 118) oder „Chimichurri Sauce" (S. 115).

Optionen für Familienmitglieder, die nicht in der Karenz sind:
Hier steht den Burger-Vorlieben alles offen. Von normalen Burgerbrötchen statt Oopsies bis hin zu Ketchup, Zwiebelringen oder Tomatenscheiben.

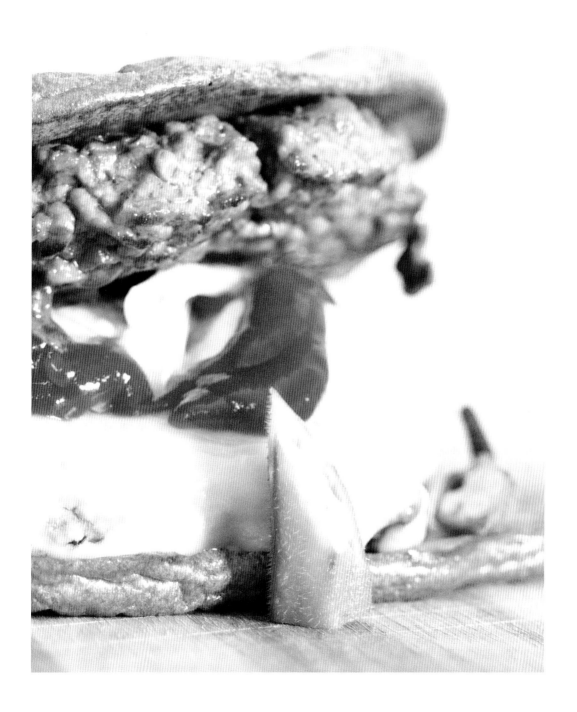

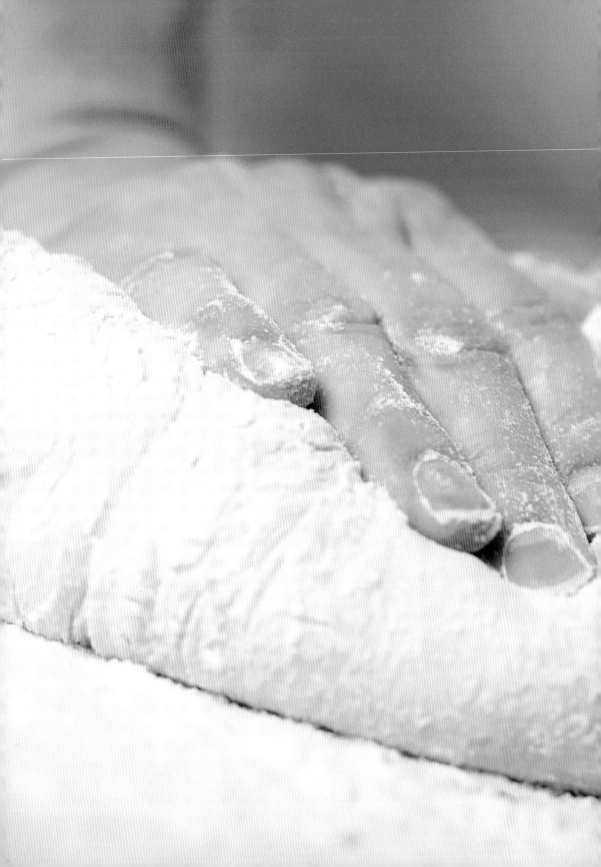

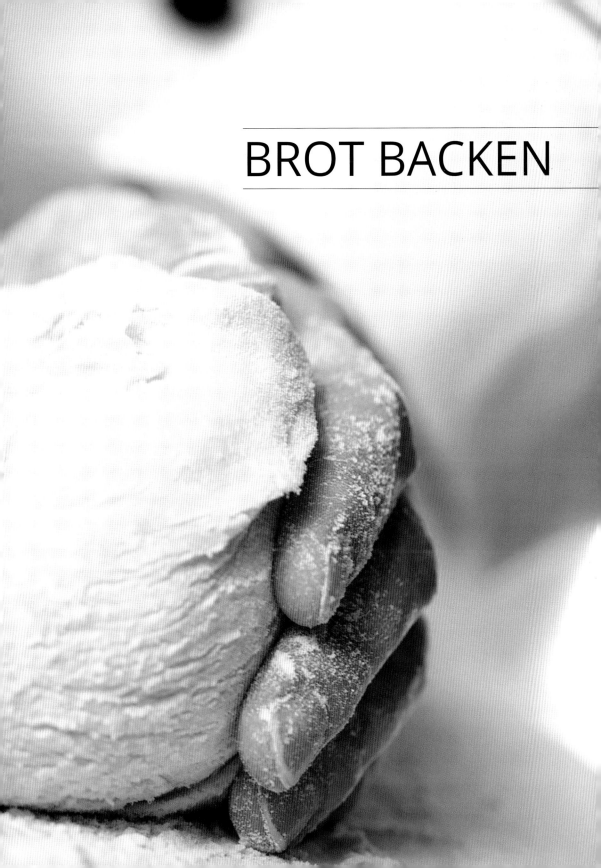

BROT BACKEN

Sauerteigbrot
Schwarzbrot für die Karenzphase

✓ fruktosearm ✓ laktosefrei ✓ vegan

Zutaten

- ◆ 700 g Weizenmehl
- ◆ 300 g Roggenmehl
- ◆ 2 Pkg. Trockenhefe
- ◆ 1 Pkg. Sauerteigextrakt
- ◆ 2 TL Salz
- ◆ 1 EL Brotgewürz
  (Anis, Fenchel, Kümmel)
- ◆ 750 ml Wasser, lauwarm

Wer will, kann das Mehl zuvor sieben, dann wird das Brot feiner. Es geht aber auch ohne. Arbeitsfläche sauber und frei machen sowie etwas glattes Mehl griffbereit vorbereiten.

Zubereitung

Alle trockenen Zutaten in einer großen Schüssel vermischen, Wasser dazugeben und mit einem Kochlöffel gut durchrühren. Dann Teigmasse auf die Arbeitsfläche geben und 10–15 Min. mit den Händen gut kneten. Bleibt der Teig kleben, etwas Mehl nachstreuen. Wenn der Teig eine gute Konsistenz hat und als Ganzes nicht mehr kleben bleibt, Teigkugel in die Schüssel legen, mit einem Küchentuch zudecken und etwa 2 Stunden an einem warmen Ort gehen lassen.

Dann Teig halbieren und beide Teile nochmals kurz durchkneten (nicht zu viel neues Mehl dazugeben, weil sich der Teig sonst nicht mehr gut verarbeiten lässt).

Backblech mit Backpapier auslegen. Aus Teig zwei Brotlaibe formen, die Oberseite mit einem Messer 3-mal leicht einschneiden. Während der Ofen aufheizt (180 °C) nochmal 10–15 Min. gehen lassen. Laibe auf Backblech legen, mit etwas Wasser benetzen und im Ofen auf mittlerer Schiene je nach Größe bis 80 Min. backen! Immer wieder testen, ob das Brot schon fertig ist. Ist es fertig, am besten auf einen Gitterrost legen und auskühlen lassen.

Das fertige Brot lässt sich gut einfrieren. Bei Bedarf bei Zimmertemperatur auftauen.

Tipp: Brot ist fertig gebacken, wenn man mit den Fingerknöchel auf die Unterseite klopft und das Brot hohl klingt.

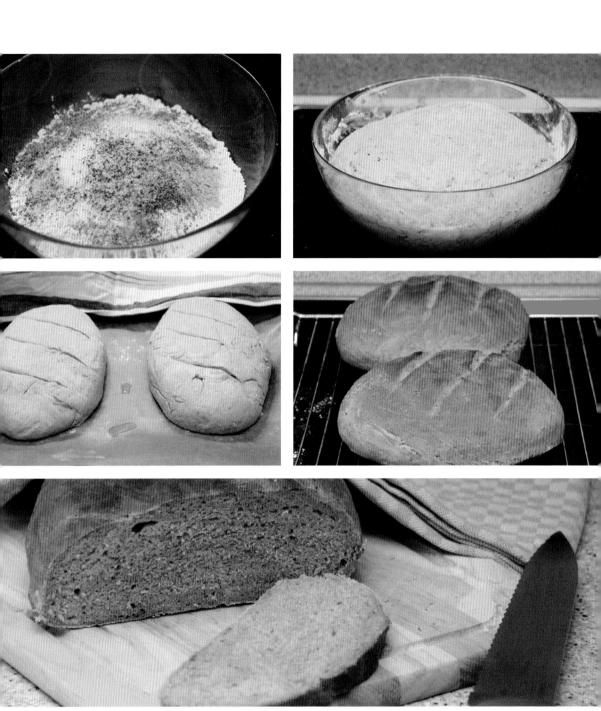

Schnelle Kornecken
Leckere und einfache Brötchen

✓fruktosearm ✓laktosefrei ✓vegan

Zutaten
für 16 Stück

- ◆ 500 g Mehl (Type 405 oder 550)
- ◆ 1 Pkg. Trockenhefe
- ◆ 2 TL Meersalz, fein
- ◆ 1 TL Traubenzucker (oder Zucker; nach der Karenzphase ist Zucker besser)
- ◆ 2 Handvoll Samen (Leinsamen, geschälte Sonnenblumenkerne, geschälter Sesam, Kürbiskerne …)
- ◆ 1–2 TL Brotgewürze (Kümmel, Anis …)
- ◆ 250 ml Wasser, lauwarm
- ◆ 50 ml Reismilch

TIpp
In Karenzphase 300 ml Wasser verwenden, dafür keine Reismilch. Aus dem Teig lassen sich auch Stangen, Semmeln oder andere Gebäcke formen.

Zubereitung

Alle Zutaten in eine Schüssel (ca. 25 cm Ø) geben und mit einem Kochlöffel vermengen. Masse auf die Arbeitsfläche geben und gut 10 Min. mit den Händen kneten. Bleibt der Teig kleben, etwas Mehl nachstreuen. Wenn der Teig eine gute Konsistenz hat und als Ganzes nicht mehr kleben bleibt, Teigkugel in die Schüssel legen, mit einem Küchentuch zudecken und mindestens 60 Min. an einem warmen Ort gehen lassen. In der Zwischenzeit Ofen auf 180 °C vorheizen und Backblech mit Backpapier auslegen.

Teig aus der Schüssel auf die bemehlte Arbeitsfläche stürzen und mit einem scharfen, großen Messer in 2 Teile teilen. Beide Teigballen nochmals kurz durchkneten, eine Kugel formen, diese leicht flach drücken und wie einen Kuchen in 8 gleiche (dreieckige) Stücke teilen. Am besten halbieren, dann diese Hälften nochmal halbieren usw.

Während der Ofen aufheizt, Teig-Dreiecke aufs Backblech legen und nochmals 10–20 Min. gehen lassen. Dann mit Wasser bestreichen (optional jetzt ein paar Samen darüberstreuen) und im Ofen auf mittlerer Schiene etwa 12 Min. backen. Sind die Brötchen fertig, auf einen Gitterrost legen und auskühlen lassen.

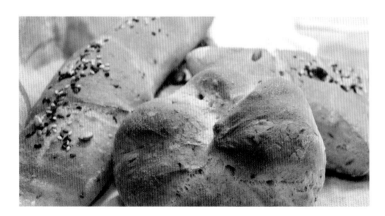

Tortillas aus der Pfanne
Schnelles Pfannenbrot ohne Hefe

✓ fruktosearm ✓ laktosefrei ✓ vegan

Zubereitung

Alle trockenen Zutaten in einer Schüssel gut vermengen. Wasser etwas anwärmen. Wasser und Öl zu den trockenen Zutaten geben und mit einem Holzlöffel kräftig rühren, bis sich ein Teig entwickelt. 4–5 Kugeln aus dem Teig formen und mit einem feuchten Tuch bedeckt ca. 30 Min. rasten lassen.

Kugeln auf bemehlter Fläche rund ausrollen. Teflonpfanne erhitzen und Tortilla ohne Öl auf mittlerer Hitze braten, bis sich Blasen bilden. Tortilla umdrehen und nochmals kurz braten. Tortillas mit feuchtem Tuch abdecken, da sie sonst beim Einrollen brechen könnten.

Zutaten

- 160 g Mehl (Type 550, W700 in Österreich)
- 1 TL Salz
- ½ TL Backpulver
- ½ TL Kümmelkörner
- 80 ml Wasser
- 30 ml Sonnenblumenöl

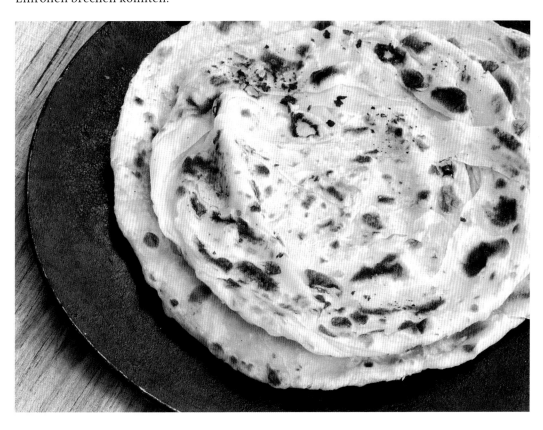

Pizzateig
Pizzagenuss wie in Italien

✓ fruktosearm ✓ laktosefrei ✓ vegan

Zutaten

- 500 g Mehl Type 550 (W700 in Österreich)
- 300 ml Wasser, lauwarm
- 2 Pkg. Trockenhefe
- 1 EL Olivenöl
- 1 TL Salz
- 1 TL Zucker

Tipp

Die Teigkugeln lassen sich auch einfrieren.

Im Prinzip kann man auch andere Mehltypen verwenden oder selber eigene Typen-Mischungen machen. Am besten man probiert aus, was einem selbst am besten schmeckt. Vollkornmehle (erst nach der Karenzphase verwenden) brauchen etwas mehr Wasser.

Zubereitung

Mehl, Salz, Zucker und Hefe in einer großen Schüssel gut vermengen; Wasser hinzugeben und kneten. Öl hinzugeben und ca. 5 Min. gut durchkneten. Teig zu einer Kugel formen und, mit einem Küchentuch abgedeckt, in der Schüssel an einem warmen Ort 30 Min. gehen lassen. Die Hefe verwertet nun u. a. den Zucker, dabei entstehen Gase, und der Teig geht auf.

Nach der Gehzeit die Teigkugel auf die bemehlte Arbeitsfläche geben und je nach gewünschter Teigmenge pro Pizza 2 oder 4-mal teilen. Jeden Teil zu einer Kugel formen.

Die Kugeln flach drücken und zu Pizza formen oder direkt im Backblech auswalken.

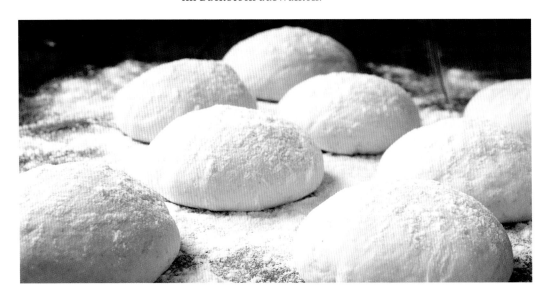

Oopsies
Low-Carb Brötchen ohne Mehl

✓ sehr fruktosearm ✓ glutenfrei

Oopsies eignen sich als Hotdog-Brötchen, Burger-Buns oder als Snack zwischendurch.

Zubereitung

Eier trennen und Eigelb mit dem Frischkäse und Salz gut vermengen. Eiweiß mit Handmixer steif schlagen und vorsichtig unter die Masse heben. Oopsie-Masse mit einem Löffel in 6–8 Häufchen auf ein mit Backpapier ausgelegtes Backblech geben.

Bei 150 °C ca. 25 Min. goldbraun backen.

Optional: Oopsies vor dem Backen mit Sesam bestreuen oder ½ EL Backpulver untermengen. Dann werden die Brötchen luftiger.

Zutaten
◆ 3 Eier
◆ 100 g Frischkäse
◆ 1 Prise Salz
◆ ½ TL Backpulver

Optional
◆ Sesamsamen
◆ Backpulver

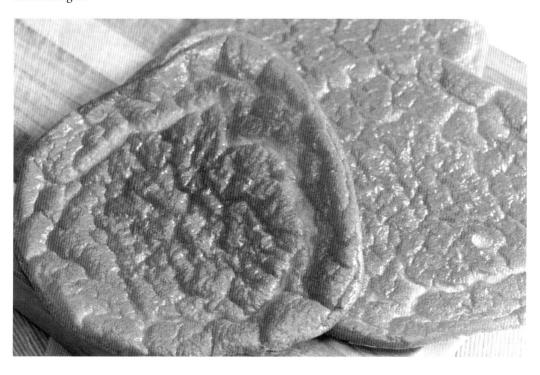

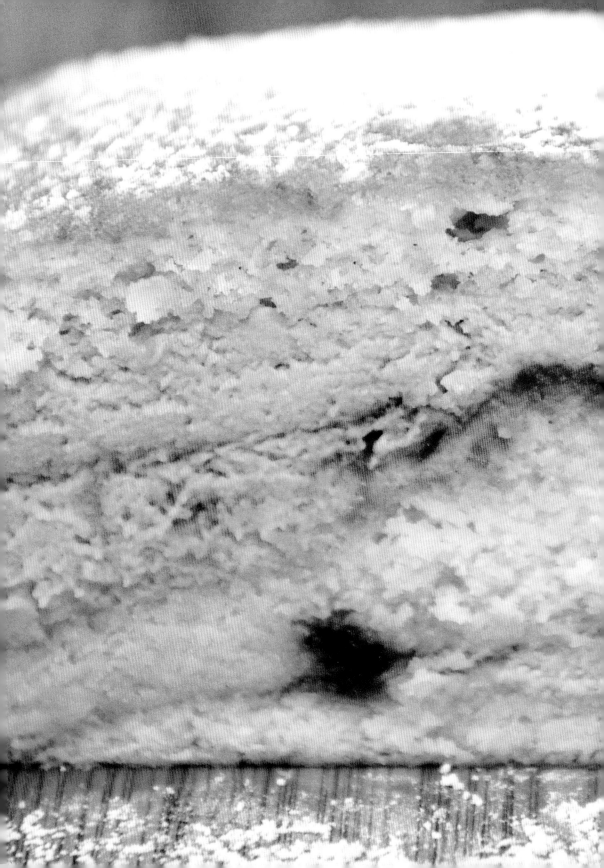

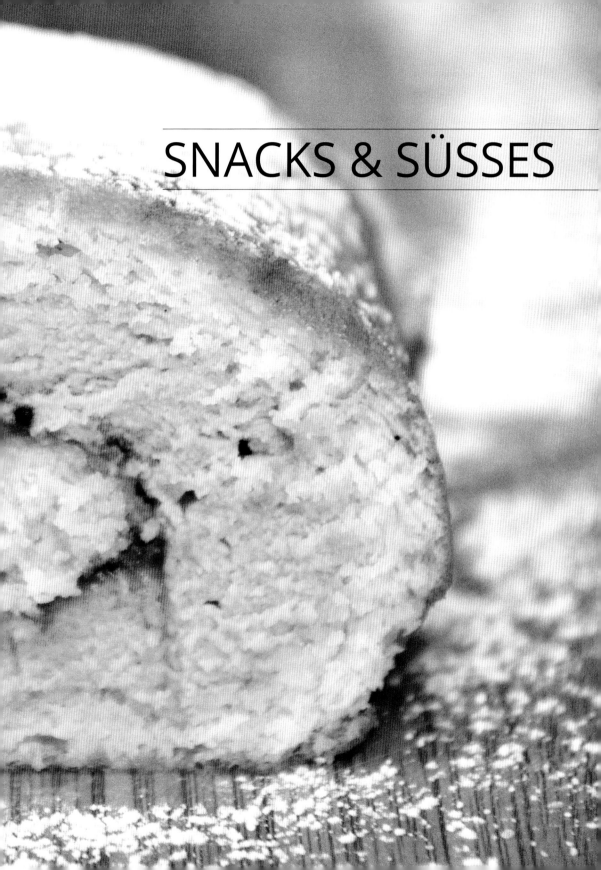

SNACKS & SÜSSES

Gebratene Bananen
Für die Testphase geeignet

√ fruktosearm √ laktosefrei √ glutenfrei √ vegan möglich

Zutaten
- 2 Bananen
- 2 EL Butter, laktosefrei, oder Margarine, pflanzlich
- Traubenzucker
- Zimt, gerieben
- 25 g Mandelsplitter

Optional
- Reissirup

Zubereitung
Mandelsplitter bei mittlerer Hitze ohne Öl in einer Pfanne gleichmäßig und langsam bräunen. Auf einem Teller bereitstellen. Bananen schälen und in der Mitte längs durchschneiden. Butter in der Pfanne schmelzen lassen, Bananen bei mittlerer Hitze anbraten. Während sie auf einer Seite anbraten, gleichmäßig ca. 2 TL Traubenzucker und etwas Zimt darüberstreuen. Nach ein paar Minuten Bananen – wenn sie auf der Unterseite leicht angebräunt sind – vorsichtig umdrehen. Nun auf der zweiten Seite kurz fertig braten. Bananen anrichten, mit Traubenzucker und Mandelsplittern bestreuen – fertig! Man kann statt des Traubenzuckers zum Schluss auch ein bisschen Reissirup darübergießen.

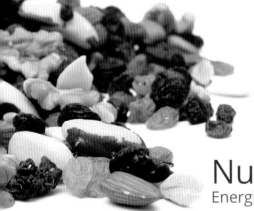

Nussmix
Energiespender für zwischendurch

√ fruktosearm √ laktosefrei √ glutenfrei √ vegan

Zutaten
- Kürbiskerne, geröstet
- Sonnenblumenkerne
- Paranüsse, Haselnüsse, Walnüsse, Mandeln

Zubereitung
Samen und Nüsse mischen und in dichtes Gefäß füllen. Somit hat man einen schnellen Snack für zwischendurch. Eine Handvoll (nicht zu viel!) zwischendurch lässt den Hunger vergehen und gibt viel Power fürs Gehirn! Der Nussmix passt auch ins Müsli (S. 131).

Mayokäse-Brötchen
Perfekte Party-Snacks

✓ fruktosearm ✓ laktosefrei

Zubereitung

Parmesan reiben und mit Mayonnaise vermischen.

Brötchen mit der Creme bestreichen und im vorgeheizten Ofen auf mittlerer Schiene bei 180 °C backen, bis sie schön gebräunt sind.

Zutaten

◆ 1 Tasse selbst gemachte Mayonnaise (S. 116)
◆ 1 Tasse Parmesan
◆ zuckerfreies Toastbrot

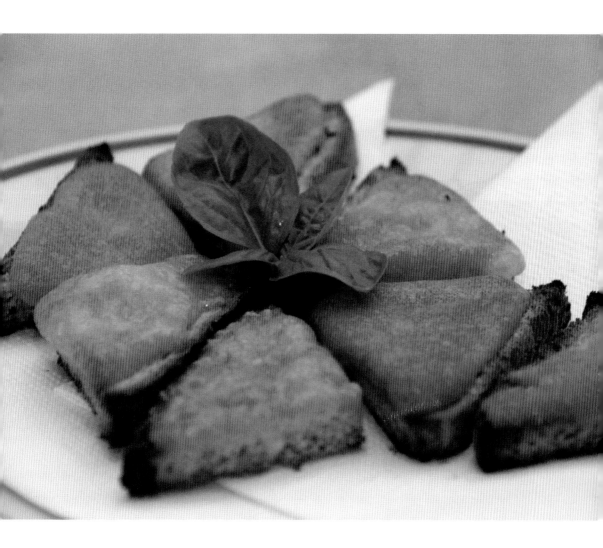

Kartoffelchips
Fettfreie Chips zum Knabbern

✓fruktosearm ✓laktosefrei ✓glutenfrei ✓histaminarm ✓vegan

Zutaten
◆ Kartoffeln
◆ Salz

Optional
◆ Paprikapulver

Kartoffelchips aus der Tüte – ja, das ist kein Rezept. Aber dieses Junk-Food ist gut verträglich. Man muss aber auf die Zutatenliste achten! Meistens sind nur Kartoffeln, Öl und Salz angegeben. Dann sind die Chips gut verträglich. Wegen des hohen Fettanteils sollte man sie aber nur hin und wieder und vor allem in kleinen Mengen zu sich nehmen!

Man kann fettfreie Chips aber auch ganz einfach selber machen:

Zubereitung

Kartoffeln schälen, mit einem scharfen Messer in sehr dünne Scheiben schneiden, salzen und auf einen Holzspieß stecken. Die Scheiben dürfen einander nicht berühren!

Spieß auf einen mikrowellenfesten Suppenteller legen – die Chips „schweben" sozusagen über dem Teller. Spieße bei 750 Watt für etwa 7 Min. in die Mikrowelle (kann je nach Mikrowelle und Kartoffel auch schneller gehen – also dabei bleiben). Sobald Chips eine bräunliche Farbe haben, sind sie fertig. Abkühlen lassen und Chips genießen! Wer will, kann die heißen Chips mit Paprikapulver bestreuen.

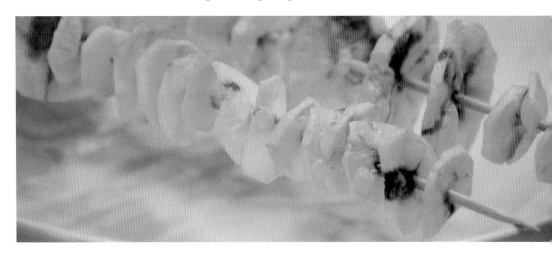

Kokosbomben
Für die Weihnachtszeit

✓fruktosearm   ✓laktosefrei   ✓histaminarm   ✓glutenfrei
✓vegan möglich

Zubereitung

Alle Zutaten (außer Kokosflocken) in einem Topf zum Kochen bringen und so lange köcheln lassen, bis die Masse dickflüssig ist. Den Großteil der Kokosflocken dazugeben, alles gut durchmischen, erkalten lassen, dann mit den Händen kleine Kugeln formen und diese in den restlichen Kokosflocken wälzen.

Tipp: Kokosbomben lassen sich am besten in kleinen Papierbackförmchen aufbewahren und transportieren.

Zutaten

◆ 250 ml Kokosmilch
◆ 20 g Margarine, pflanzlich, oder Butter, laktosefrei
◆ 20 g Kokosfett
◆ 60 g Traubenzucker
◆ 2 TL Reissirup
◆ 120 g Kokosflocken
◆ Mark einer Vanilleschote

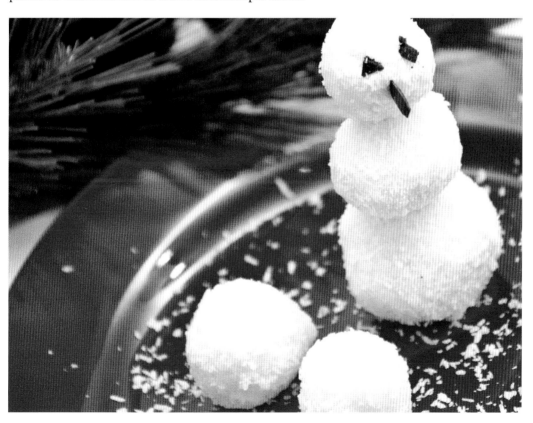

Waffeln
Für dieses Rezept benötigen Sie ein Waffeleisen!

✓fruktosearm ✓laktosefrei

Zutaten

- 450 ml Reismilch ohne Zuckerzusatz (oder Milch, laktosefrei)
- 250 g Margarine, pflanzlich
- 150 g Traubenzucker
- 6 Eier
- 500 g Mehl
- 1 Pkg. Backpulver
- Stevia, flüssig
- Reissirup

Zubereitung

Margarine und Milch auf Raumtemperatur kommen lassen; dann Margarine mit Traubenzucker, ein paar Spritzer Stevia und den Eiern gut verrühren (am besten mit Handmixer oder Küchenmaschine). Mehl mit Backpulver mischen und mit handwarmer Milch unter die Masse rühren. Waffeleisen anheizen, 2–3 EL des Teigs in die Waffelform geben und backen. Mit Reissirup beträufeln. In der Zeit nach der Karenz kann man auch mit Marmeladen oder Früchten experimentieren.

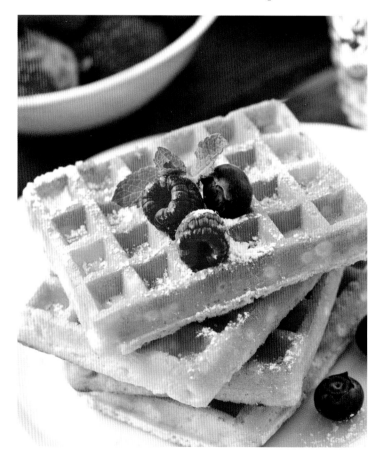

Brownies mit Schuss
Süß, fettig, lecker

✓ fruktosearm   ✓ laktosefrei   ✓ vegan

Zubereitung

Backofen bei Ober-/Unterhitze auf 170 °C vorheizen. Alle trockenen Zutaten in einer großen Schüssel vermengen. Vanilleschote auskratzen und Vanille zu den trockenen Zutaten geben. Flüssige Zutaten dazugeben und mit Schneebesen zu einem geschmeidigen, relativ flüssigen Teig vermengen.

Teig in eine Backform geben. Der Teig sollte ca. 2–3 cm hoch sein. Auf mittlerer Schiene für ca. 25 Min. backen. Mit einem Holzspieß kann man eine Teigprobe machen. Wenn kein Teig am Spieß hängen bleibt, sind die Brownies fertig.

Backform samt Brownies auskühlen lassen und noch in der Backform den Teig in Stücke schneiden. Vorsichtig herausheben. Die Brownies halten 1–2 Tage.

Tipp: Wem der Teig zu wenig süß ist, der kann mit flüssigem Stevia oder Backstevia nachhelfen. Nach der Karenzphase sollte man den Traubenzucker durch einige Teile Zucker ersetzen. Zum Beispiel 100 g Traubenzucker und 50 g Zucker. Dann kann man auch statt der Vanilleschote 3 TL Vanillezucker verwenden.

Zutaten

- 300 g Mehl
- 300 ml Reismilch, Sojamilch oder Kokosdrink (ungezuckert!)
- 250 ml Öl (Sonnenblume, Raps)
- 50 g Kakaopulver
- 150 g Traubenzucker
- 50 g Getreidezucker
- 3 EL Reissirup
- 1 Vanilleschote
- 1 TL Backpulver
- 1 Prise Salz
- 1 cl Rum (80 %)

Optional

- 1 Handvoll Haselnüsse, ganz oder grob gemahlen

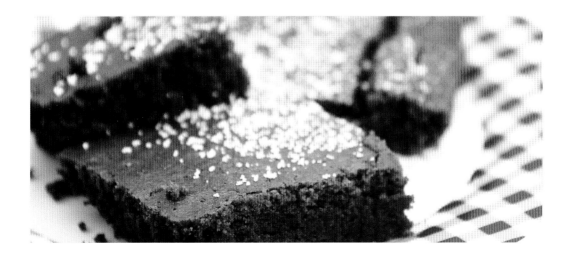

Cranberry Muffins
Funktioniert auch ohne Beeren

✓ fruktosearm   ✓ laktosefrei   ✓ vegan möglich

Vanillezucker:

In der Karenzphase den Vanillezucker weglassen oder durch eine halbe Schote echte Vanille ersetzen.

Zubereitung

Ofen auf 150 °C Ober-/Unterhitze vorheizen. 12 Muffin-förmchen vorbereiten.

Trockene Zutaten – ohne Beeren – in großer Schüssel vermengen. Zesten einer halben Limette hineinreiben. Flüssige Zutaten hinzugeben und mit Schneebesen zu einem Teig rühren. Beeren dazugeben und vorsichtig unterrühren. Teig gleichmäßig auf die Förmchen verteilen. Auf mittlerer Schiene ca. 15 Min. backen, Hitze auf 180 °C erhöhen und ca. 10 Min. fertig backen. Mit einem Holzspieß testen, ob die Muffins fertig sind – Muffin anstechen und Spieß herausziehen, bleibt kein Teig am Spieß kleben, sind die Muffins fertig.

Statt der Cranberries kann man nach der Karenzphase auch Heidelbeeren oder Preiselbeeren testen. Das Rezept gelingt übrigens auch ohne Beeren.

Wer es süßer mag, kann z. B. mit Stevia nachhelfen.

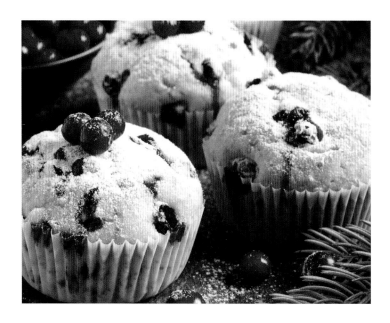

Cranberry-Konfitüre
Leckere süß-saure Marmelade

✓ fruktosearm ✓ laktosefrei ✓ histaminarm ✓ glutenfrei ✓ vegan

Zubereitung

Alle Zutaten in einen Topf geben und zum Kochen bringen. Immer wieder umrühren und Hitze reduzieren. Die Cranberries platzen während des Kochens auf. Das Pektin aus der Schale sorgt für das Gelieren, wenn die Marmelade auskühlt. Auf mittlerer Stufe ca. 20 Min. ohne Deckel köcheln lassen. Weiterhin immer wieder mal umrühren. Wenn die Marmelade zu sauer ist, kann man mit ein paar Spritzern flüssigem Stevia die gewünschte Süße erreichen (Achtung: Kalte Marmelade schmeckt süßer als heiße!)

Nun gibt es drei Möglichkeiten; die dritte ist meine Lieblingsvariante:

1. Marmelade samt großer Stücke direkt in Gläser abfüllen.

2. Marmelade durch ein Sieb passieren und dann abfüllen.

3. Marmelade mit einem Pürierstab gut pürieren und abfüllen.

Zutaten

◆ 750 g Cranberries
◆ 720 ml Wasser
◆ 120 g Getreidezucker
◆ 180 g Traubenzucker
◆ 100 g Erythrit
◆ Mark 1 Vanilleschote

Optional

◆ Stevia, flüssig

Abfüllen:

Gläser desinfizieren (auskochen oder mit Hochprozentigem ausspülen), Marmelade noch heiß bis zum Rand einfüllen, Deckel drauf und umdrehen. So erkalten lassen. Ich mache es immer wie meine Oma früher: Schnaps auf die Deckelinnenseite, anzünden und Glas verschrauben. Ist zwar nicht notwendig, macht aber Spaß …

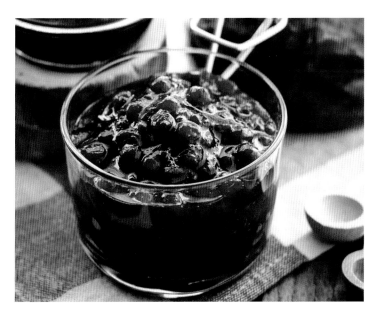

Nuss-Nougat-Creme
Süßer Brotaufstrich für Naschkatzen

✓ fruktosearm ✓ laktosefrei ✓ vegan

Zutaten

- ◆ 250 g Haselnüsse
- ◆ 100 ml Mandel-milch, ungesüßt
- ◆ 60 g Erythrit
- ◆ 20 g Traubenzucker
- ◆ 40 g Kakao
- ◆ ¼ TL Salz

Wichtig ist, geschälte Haselnüsse zu verwenden! Die dunkle Haut der Haselnüsse schmeckt bitter. Haselnüsse mit Schale kann man im Backrohr bei ca. 180 °C etwa 5–8 Min. backen und dann zwischen zwei Küchentüchern reiben. Die Schale geht dann leicht ab.

Zubereitung

Haselnüsse in den Standmixer geben und so lange mixen, bis eine feine Masse entsteht. Restliche Zutaten hinzugeben und so lange weitermixen, bis eine Creme entsteht. Je nach Vorliebe kann man gröbere oder kleinere Stücke in der Creme belassen.

Fertige Creme in Gläser füllen, gut verschließen und im Kühlschrank aufbewahren.

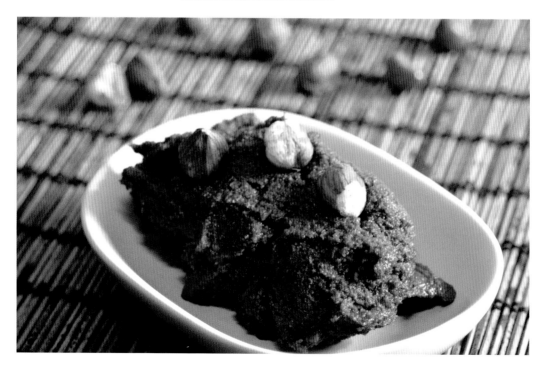

Chiapudding mit Mus
Lässt sich am Vortag vorbereiten

✓ fruktosearm ✓ laktosefrei ✓ glutenfrei ✓ vegan

Zubereitung

In der **Karenz**: Die Vanilleschote auskratzen und mit Chia-Samen, Zimt, Reissirup und Wasser gut verrühren. 10 Minuten warten und nochmal gut durchrühren. Dann die Masse in vier Gläser geben und über Nacht (oder 8 Stunden) zugedeckt im Kühlschrank rasten lassen.

In der **Dauerernährung**: Vor dem Anrichten Erdbeeren auftauen, mit Erythrit und Traubenzucker mischen und mit Pürierstab zu einem Mus pürieren. Das Mus gleichmäßig auf die fertigen Chia-Samen-Puddings im Glas geben und mit einem Minzblättchen oder einer halben Erdbeere und ein paar Heidelbeeren garnieren.

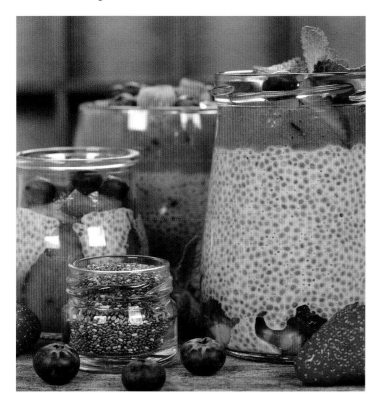

Zutaten
◆ 50 g Chiasamen
◆ 300 ml Wasser
◆ 1 Vanilleschote
◆ 4 EL Reissirup
◆ ½ TL Zimt

Für das Mus
◆ 150 g TK-Erdbeeren
◆ 4 EL Traubenzucker
◆ 2 EL Erythrit

Optional
◆ Heidelbeeren, frisch
◆ Erdbeeren, frisch

Hinweis
In der Karenz Erdbeermus weglassen (oder nur den nicht Fruktoseintoleranten servieren). Nach der Karenz Erdbeermus austesten. Statt des Wassers können Sie auch (laktosefreie) Milch oder – nach der Karenz – ungesüßte Reismilch oder andere verträgliche Pflanzenmilch verwenden.

Buchweizenrolle
Auch in der Karenz verträgliche Süßspeise

✓ fruktosearm ✓ laktosefrei ✓ vegan

Zutaten

- 120 g Buchweizen-
  körner, geschält
- 2 EL Kakaopulver
- 2 EL Traubenzucker
- 4-8 EL Steviasüße
- 1 Prise Salz
- 2 Pfannkuchen (S. 112)

Tipp

Man kann auch eine schon ausgekratzte Vanilleschote mitkochen und vor dem Erkaltenlassen wieder entfernen.

Zubereitung

Buchweizen waschen und mit der Prise Salz in einen Topf geben. 380 ml Wasser hinzufügen und zum Kochen bringen. 40 ml Wasser (oder verträgliche Pflanzenmilch) in eine Schüssel geben und mit dem Kakaopulver und Traubenzucker verrühren. Sobald der Buchweizen kocht, die Kakaomischung hinzugeben und das Ganze zugedeckt auf kleinster Flamme 20 Min. köcheln lassen. Immer wieder umrühren.

Nach der Kochzeit Stevia (oder anderes verträgliches Süßungsmittel) zugeben, bis die gewünschte Süße erreicht ist, und den Buchweizen zugedeckt ca. 1 Stunde erkalten lassen. Dabei wird die Masse fest. In der Zwischenzeit die Pfannkuchen vorbereiten. Die Masse auf die Pfannkuchen geben, mit Reissirup übergießen und den Pfannkuchen einrollen. Statt des Reissirups kann man auch Kokosraspeln darüberstreuen oder etwas frischen Zimt verwenden. Auch frisch gehackte Minze kann man vor dem Einrollen darüberstreuen.

Am besten schmecken die Buchweizenrollen, wenn man sie im Kühlschrank einige Stunden oder über Nacht durchziehen lässt und dann eiskalt genießt.

Nach der Karenzphase kann man auch Erdbeermus dazu servieren. Hierfür einfach frische Erdbeeren mit etwas Traubenzucker fein pürieren.

INFO ÜBER BUCHWEIZEN

Buchweizen ist kein Getreide, sondern ein Knöterichgewächs und daher glutenfrei. Buchweizenrollen, mit glutenfreien Pfannkuchen zubereitet, sind daher auch glutenfrei.

Buchweizen kann auch als Beilage zubereitet werden – einfach in Salzwasser kochen. Er enthält kein Sorbit, nur minimal Fruktose (ca. 0,2 g /100 g) und ist daher bei Fruktoseintoleranz sehr gut verträglich. Bei Histaminintoleranz wird Buchweizen schlecht vertragen.

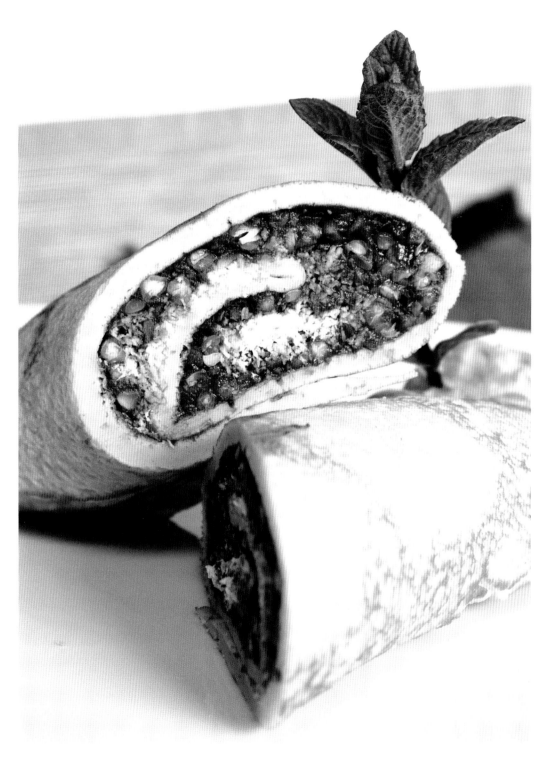

Quittenmus
Apfel- und Birnenersatz für die Dauerernährung

✓laktosefrei ✓glutenfrei ✓vegan

Zutaten

◆ 660 g Quitten
(ca. 3 Stück)
◆ 40 g Traubenzucker
◆ 480 ml Wasser

10 g dieses Quittenmuses beinhalten etwa 0,5 g Fruktose und 1 g Traubenzucker.

Zubereitung

Topf mit Wasser füllen. Quitten schälen, halbieren und entkernen. In Stücke schneiden und gleich ins Wasser legen (werden sonst schnell braun). Traubenzucker hinzugeben, auflösen lassen. Wasser zum Kochen bringen und zugedeckt ca. 10 Min. mit Deckel, dann nochmal 10 Min. ohne Deckel kochen. Sobald die Quitten weich sind, alles gut pürieren. In sauberes Glas abfüllen und auskühlen lassen.

Das Mus ist im Kühlschrank einige Tage haltbar.

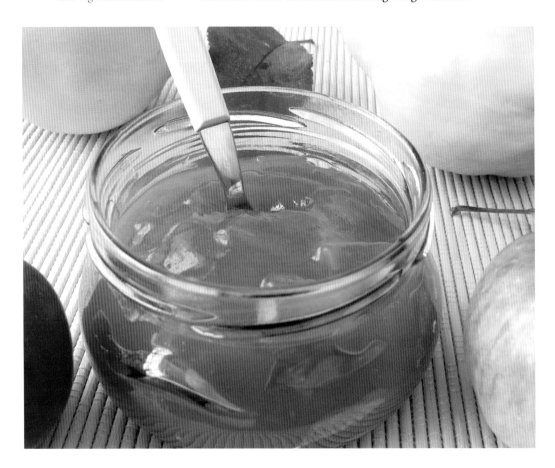

Fruchtjoghurt
Der schnelle Snack für zwischendurch

✓ fruktosearm ✓ laktosefrei möglich ✓ glutenfrei

Zubereitung

Joghurt und Fruchtbrei – 10 g Quittenmus oder 3 TL Cranberry-Konfitüre – vermengen, nach Belieben süßen. In der Dauerernährung geht auch 1 TL Marmelade.

Quittenaufstrich
Süßer Brotaufstrich

✓ fruktosearm ✓ laktosefrei möglich

Zubereitung

Quark in Schüssel geben, Mus mit Gabel gut einrühren, nach Bedarf süßen. Aufstrich schmeckt sehr gut auf Toastbrot oder auf den „Schnellen Kornecken" (S. 190).

INFO ÜBER QUITTEN

Apfel und Birne sind bei Fruktoseintoleranz nicht verträglich, da sie sehr viel Fruktose (ca. 6–7 g/100 g) und vor allem auch Sorbit (Birnen bis zu 2 g/100 g) enthalten. Die Quitte hat mit 5 g/100 g zwar weniger Fruktose, aber immer noch relativ viel. Dafür ist sie sorbitfrei! Quitten schmecken ähnlich wie Apfel und Birne, und mit diesem Quittenmus kann man diesen Geschmack mal wieder erleben, da wir in den Rezepten nur 2–3 TL (ca. 10 g) verwenden.

Vorsicht: Quitten müssen gekocht werden.

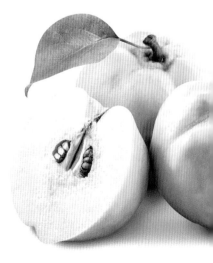

Frozen Joghurt „Lime"

Für dieses Rezept benötigen Sie eine Eismaschine!

✓fruktosearm ✓laktosefrei möglich ✓glutenfrei ✓vegan

Zutaten

- 500 g Naturjoghurt
- ein paar Tropfen Stevia, flüssig, oder 10 TL Reissirup
- 2 TL Traubenzucker
- 5 Blätter Minze, frisch, klein gehackt
- Saft einer halben Limette

Zubereitung

Joghurt, Stevia/Sirup, Minze und Limettensaft vermischen und in die Eismaschine geben; auf 40–50 Minuten stellen. Etwas klein gehackte Minze fürs Garnieren aufbehalten.

Dieses „Frozen Joghurt" ist echt lecker und erfrischend!

INFO ÜBER ERDBEEREN

Erdbeeren haben ca. je 3 g Fruktose und Glukose pro 100 g und sind nach der Karenzphase in kleinen Mengen bei Fruktoseintoleranz meistens gut verträglich.

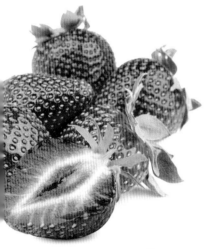

Frozen Joghurt „Erdbeere"

Für dieses Rezept benötigen Sie eine Eismaschine!

✓fruktosearm ✓laktosefrei möglich ✓glutenfrei ✓vegan

Das Rezept eignet sich zum Austesten von Erdbeeren.

Zutaten

- 500 g Naturjoghurt
- ein paar Tropfen Stevia, flüssig, oder 10 TL Reissirup
- 2 TL Traubenzucker
- 8 Erdbeeren, frisch

Zubereitung

Erdbeeren entstielen und sehr klein schneiden. Die Hälfte der Erdbeeren mit Traubenzucker bestreuen. Die andere Hälfte beiseite stellen. Einige Minuten warten. Die Traubenzucker-Erdbeeren mit einer Gabel zu einer Masse zerdrücken.

Joghurt, Erdbeermasse, Stevia/Sirup und Limettensaft vermischen und in die Eismaschine geben; auf 40–50 Minuten stellen. Klein gehackte Minze mit den restlichen Erdbeeren vermischen. Fertiges Frozen Joghurt anrichten und mit ein paar Löffel Erdbeer-Minze-Stückchen garnieren.

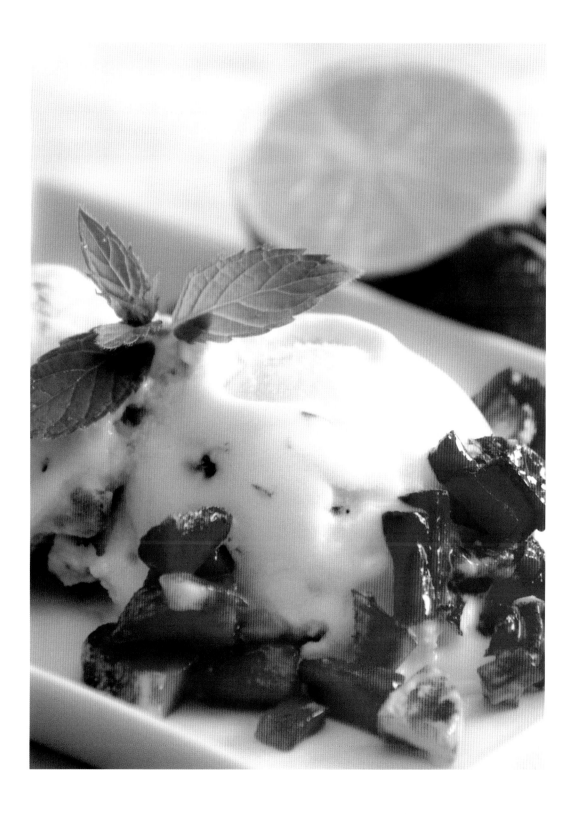

Fruchtige Biskuitrolle
Saftig und lecker

✓ fruktosearm ✓ laktosefrei möglich

Zutaten Teig

- 4 Eier
- 3 EL Wasser, warm
- 90 g Getreidezucker
- 40 g Traubenzucker
- 20 g Erythritol
- 1 Pkg Vanillezucker
- 90 g Mehl (glatt, Type 550, W700)
- 20 g Maisstärke
- 2 TL Backpulver

Zutaten Fülle

- 500 ml Sahne
- 120 ml Cranberry Muttersaft
- 100 g Traubenzucker
- 3 Pkg Sahnesteif

Je nach Verträglichkeit sollte man den Traubenzucker des Teigs im selben Verhältnis durch normalen Zucker ersetzen. Wer die Roulade unbedingt in der Karenzphase backen will, sollte Vanillezucker und Sahnesteif weglassen. Dann sollte man die Roulade allerdings innerhalb weniger Stunden auftischen.

Zubereitung

Den Backofen bei Ober-/Unterhitze auf 180 °C vorheizen und ein tiefes Backblech mit Backpapier auslegen.

Eier trennen. Getreidezucker, Traubenzucker, Vanillezucker und Erythritol in einer Schüssel vermischen. In einer anderen Schüssel Mehl, Stärke und Backpulver vermischen. Eiweiß mit 3 EL warmem Wasser mit Handmixer schlagen. Vorsichtig Zuckermischung und Stück für Stück die Eidotter hinzufügen. Eischnee weiter schlagen, bis die Masse schön schaumig ist. Dann das Mehlgemisch in diese Masse sieben und mit einem Spatel vorsichtig unterheben, bis das Mehl gut aufgelöst ist. Die Biskuitmasse in das Backblech gießen und gleichmäßig verteilen. Für ca. 10 Min. backen, bis die Masse schön goldgelb ist. Ein Backpapier auf ein Küchentuch legen und dann den Biskuitteig darauf stürzen. Das alte Backpapier vorsichtig abziehen. Den Teig mit einem nassen Küchentuch abdecken.

Für die **Fülle** die Sahne mit dem Traubenzucker und dem Sahnesteif mischen und steif schlagen. Gegen Ende den Saft hinzugeben und die Sahne fertig schlagen.

Die Fülle nun gleichmäßig auf dem Teig verteilen und am oberen Ende 4 cm frei lassen. Wenn man will, kann man nun noch eine dünne Schicht Cranberrykonfitüre auftragen. Dann das Ganze mit Hilfe des Küchentuchs zu einer Rolle formen und für ca. 2–3 Stunden im Kühlschrank kalt stellen. Die Rolle hält im Kühlschrank bis zu einem Tag.

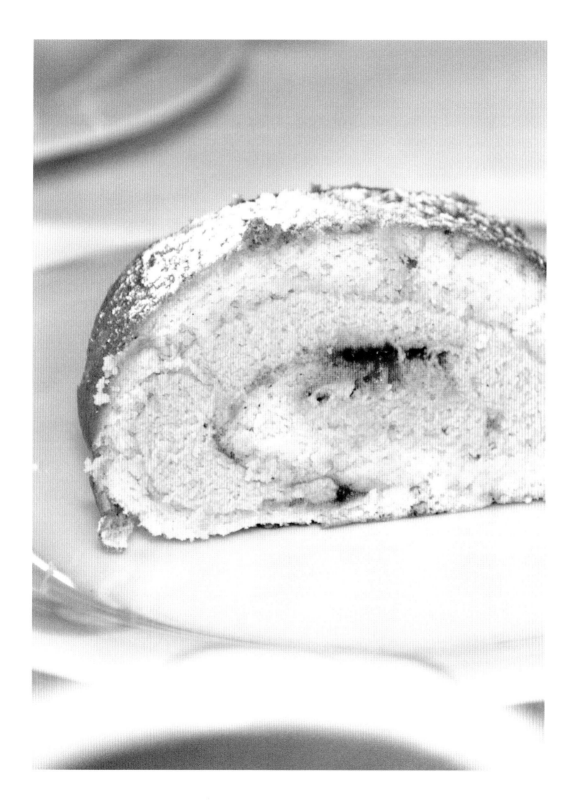

Anhang

Apps, Links und Bücher
für Intoleranzen & Allergien

www.nahrungsmittel-intoleranz.com

Unsere große Webseite mit Infos zu allen Nahrungsmittel-Intoleranzen, Nahrungsmittel-Allergien, Produkttests, einem Forum, einer interaktiven Karte mit Restaurants, Hotels und spezialisierten Ärzten und Diätologen/Ökotrophologen für Intolerante und vielem mehr. Facebook-Seite: www.facebook.com/Laktoseintoleranz

www.nmidb.de

Die Lebensmittel-Datenbank für Menschen mit Nahrungsmittelunverträglichkeiten und Nahrungsmittelallergien. Man kann Nahrungsmittel bezüglich ihres Gehalts an Laktose, Fruktose, Sorbit, Histamin usw. filtern. Die perfekte Hilfe beim Einkaufen, Kochen oder einfach zum Nachschauen der Verträglichkeiten.

www.histamineintolerance.org.uk

Webseite von Genny Masterman mit Infos rund um Histaminintoleranz. Die Seite ist in Englisch und bezieht sich auf den englischen Sprachraum.

www.histaminintoleranz.ch

Informationsplattform aus der Schweiz über Histaminintoleranz inkl. Nahrungsmittelliste für HIT.

www.mitohnekochen.com

Eine Rezeptdatenbank für Menschen mit kombinierten Nahrungsmittel-Intoleranzen und Lebensmittel-Allergien. Man kann alle Rezepte nach persönlichen Bedürfnissen filtern.

www.pollenwarndienst.at

Der österreichische Pollenwarndienst erstellt länderübergreifende Situationsberichte und Prognosen für Pollenallergiker; auch Europavorhersagen. Außerdem gibt es eine kostenlose App für Smartphones.

www.pollenstiftung.de

Die Stiftung Deutscher Polleninformationsdienst gibt Vorhersagen und Belastungen für Deutschland aus.

www.pollenundallergie.ch

aha! Allergiezentrum Schweiz ist eine in der Schweiz tätige, von der ZEWO anerkannte, gemeinnützige Stiftung. Aktuelle Pollenwarnungen für die Schweiz sowie weiterführende Informationen.

Weitere Links finden Sie am nmi-Portal in unserem Linkverzeichnis.

Bücher

Wer tiefer in die Materie der Intoleranzen einsteigen will, dem sei das Buch „Nahrungsmittelunverträglichkeiten" von Axel Vogelreuter empfohlen.
Für alle Histaminintoleranten seien die Bücher von Genny Masterman („Leben ohne Schmerzen. Der Weg zu Diagnose und Management der Histaminintoleranz: Aus der Sichtweise einer Betroffenen") und von Heinz Lamprecht („Mastzellenfreundliche und histaminarme Küche: Diätanleitung und Rezeptsammlung") zur weiteren Vertiefung empfohlen.
Es gibt eine Vielzahl anderer Bücher. Wir haben am nmi-Portal viele davon rezensiert und vorgestellt. Schauen Sie einfach dort in der Bücher-Ecke vorbei (www.nahrungsmittel-intoleranz.com).

Info zu Ernährungsberatung

Das Wort „Ernährungsberater" ist nicht geschützt. Praktisch jeder kann diese Bezeichnung führen. Aber nicht jeder darf Sie bezüglich Ihrer Ernährung/Erkrankung beraten. Hierfür ist eine längere Ausbildung notwendig. In Österreich ist das die Ausbildung zum Diätologen, in Deutschland zum Ökotrophologen oder Diätassistenten.

Österreich-Verband der Diätologen:
www.diaetologen.at

Deutschland-Verband für Ernährung und Diätik e. V.:
www.vfed.de

Schweizerischer Verband der Ernährungsberater/innen SVDE:
www.svde-asdd.ch

Ernährungs- & Symptomtagebuch

Ein Symptom-Tagebuch kann Ihrem Arzt helfen, eine genaue Diagnose zu stellen. Es sollte über mindestens sieben Tage Buch geführt werden, besser sind zwei bis drei Wochen. Im Tagebuch sollen alle verzehrten Speisen und Getränke vermerkt werden – dazu zählen auch Kaugummi, Snacks, Medikamente usw. Ebenso sollten alle Symptome verzeichnet werden, da nur so ein Zusammenhang zwischen Ernährung und Symptomen hergestellt werden kann. Es gibt verschiedene Möglichkeiten, ein Symptom-Tagebuch zu führen: www.symptom-tagebuch.com

Dieses mobile Symptom-und Ernährungstagebuch ermöglicht, einer Nahrungsmittelunverträglichkeit wie Laktoseintoleranz, Fruktoseintoleranz, Histaminintoleranz oder andere Nahrungsmittel-intoleranzen sowie Nahrungsmittelallergien mit dem Smartphone auf die Schliche zu kommen. Außerdem kann es eingesetzt werden, um nach der Diagnose die individuelle Verträglichkeit verschiedener Nahrungsmittel zu testen.

Der Vorteil einer App liegt darin, dass sie nicht immer Zettel und Stift dabei haben müssen. Sie können mit der App außerdem Fotos machen, d. h. Sie müssen keine Zutatenlisten abschreiben, sondern können diese schnell und einfach fotografieren. Die App erstellt dann ein übersichtliches PDF, das Sie ausdrucken und zum Arztbesuch mitnehmen können.

Kopiervorlagen

Am nmi-Portal finden Sie im Downloadbereich Kopiervorlagen im A4-Format. Alternativ können Sie die Vorlage auf der folgenden Seite verwenden.

Abbildungsverzeichnis

S. 16 Monkey, Business, Fotolia.com; S. 20 PrettyVectors, Fotolia.com; S. 25 Sudowoodo, Fotolia.com; S. 43 iStockphoto.com, Kristina Greke; S. 46 tycoon101, Fotolia.com; S. 55 XXX; S. 77 Africa Studio, Fotolia.com; S. 83 Syda Productions, Fotolia.com; S. 87 photosiber, Fotolia.com; S. 97 photophonie, Fotolia.com; S. 101 Pixelot, Fotolia.com; S. 103 Kar Tr, Fotolia.com; S. 105 Africa Studio, Fotolia.com; S. 110/111, 130 Anatoly Repin, Fotolia.com; S. 112 teleginatania, Fotolia.com; S. 113 photocrew, Fotolia.com; S. 114 Andrea Wilhelm, Fotolia.com; S. 115 Comugnero Silvana, Fotolia.com; S. 116 Oleksandr, Fotolia.com; S. 117 annaileish, Fotolia.com; S. 119 Alexander Raths, Fotolia.com; S. 120/121 dream79, Fotolia.com; S. 123 Jenifoto, Fotolia.com; S. 125 honbliss, Fotolia.com; S. 126 sveta, Fotolia.com; S. 128/129 adrian_am13, Fotolia.com; S. 131 motorolka, Fotolia.com; S. 132 bit24, Fotolia.com; S. 133 baibaz, Fotolia.com; S. 134 gitusik, Fotolia.com; S. 135 Ben, Fotolia.com; S. 141 HandmadePictures, Fotolia.com; S. 142 magele-pictures, Fotolia.com; S. 143 iStockphoto.com, MychkoAlezander; S. 145 nipaporn, Fotolia.com; S. 146 womue, Fotolia.com; S. 147 kab-vision, Fotolia.com; S. 148 Corinna Gissemann, Fotolia.com; S. 150 stocksolutions, Fotolia.com; S. 151 Sea Wave, Fotolia.com; S. 157 Mara Zemgaliete, Fotolia.com; S. 162 HLPhoto, Fotolia.com; S. 163 Printemps, Fotolia.com; S. 164 TwilightArtPictures, Fotolia.com; S. 165 kab-vision, Fotolia.com; S. 167 Ramon Grosso, Fotolia.com; S. 168 GianniBStock, Fotolia.com; S. 170 Jacek Chabraszewski, Fotolia.com; S. 171 ExQuisine, Fotolia.com; S. 172 A_Lein, Fotolia.com; S. 173 teressa, Fotolia.com; S. 175 Angela Bruno, Fotolia.com; S. 176 Marek Gottschalk, Fotolia.com; S. 179 volff, Fotolia.com; S. 182 denio109, Fotolia.com; S. 186/187 BillionPhotos.com, Fotolia.com; S. 191 vm2002, Fotolia.com; S. 192 mattilda, Fotolia.com; S. 196 Berit Kessler, Fotolia.com; S. 200 victoria p. , Fotolia.com; S. 202 anna_shepulova, Fotolia.com; S. 203 dolphy_tv, Fotolia.com; S. 205 olyina, Fotolia.com; S. 208 Heike Rau, Fotolia.com; S. 209 volff, Fotolia.com; S. 210 atoss, Fotolia.com; alle anderen Abbildungen und Tabellen © Michael Zechmann

Symptomtagebuch von: Datum:

Frühstück:

Symptome:

Snack:

Symptome:

Mittagessen:

Symptome:

Snack:

Symptome:

Abendessen:

Symptome:

Snack:

Symptome:

Menstruationszyklus:

Anmerkungen zu diesem Tag:

Tabelle Histaminintoleranz, alphabetisch geordnet

○ gut verträglich
◐ manchmal verträglich – individuelle Austestung in Testphase empfohlen
● schlecht verträglich

KP = Karenzphase, DE = Dauerernährung

Nahrungsmittel	KP	DE
Ananas	●	●
Apfel	○	○
Aprikose (Marille)	○	○
Artischocke	○	○
Aubergine	●	◐
Avocado	●	◐
Bambussprossen	●	◐
Banane	●	◐
Bier	●	●
Birne	●	◐
Blaukraut	●	◐
Blumenkohl (Karfiol)	◐	○
Bohnen grün	●	◐
Broccoli	◐	○
Brombeere	◐	○
Champignons	●	◐
Chicorée	◐	○
Chinakohl	◐	○
Cola light	●	◐
Dattel getrocknet	●	◐
Eier (Wachtel, ganz)*	◐	○
Eigelb (Huhn)*	◐	○
Eiweiß (Huhn)	●	●
Endiviensalat	◐	○
Energydrink mit Zucker	●	●
Energydrink ohne Z.	●	●
Erbsen	●	◐
Erdbeere	●	●

Nahrungsmittel	KP	DE
Essiggurke	●	●
Esskastanien (Maroni)	○	○
Feige	◐	○
Feige getrocknet	●	◐
Feldsalat (Vogerlsalat)	○	○
Fenchel	○	○
Frischer Mais, gegart	○	○
Früchtetee, ohne Zusatzstoffe	○	○
Granatapfel	◐	◐
Grapefruit	●	●
Grünkohl	●	◐
Gurke (Salatgurke)	○	○
Heidelbeere	○	◐
Himbeere	◐	◐
Honig	○	◐
Hühnerfleisch (ohne Haut)	○	○
Johannisbeere	○	○
Kakao Pulver	●	◐
Kaki	○	○
Kaktusfeige	○	○
Kartoffel	○	○
Kirsche	○	○
Kiwi	●	●
Knoblauch	●	◐
Kohlrabi	○	○
Kokosmilch	○	○
Kopfsalat	○	○

Tab. 6
Verträglichkeit von Nahrungsmitteln bei Histaminintoleranz, alphabetisch

Mehr Nahrungsmittel und individuelle Filterfunktionen auf www.nmidb.de

Nahrungsmittel	KP	DE
Kürbisse	○	○
Limabohne	●	○
Limetten	●	○
Litschi	○	○
Löwenzahnblätter	◐	◐
Mais (aus der Dose)	●	○
Malzbier	●	○
Mandarine	●	○
Mango	○	○
Mangold	○	○
Meerrettich	●	○
Möhre (Karotte)	○	○
Nektarine	○	○
Okra	○	○
Orange	●	●
Papaya	○	○
Paprika, mild	○	○
Paprika, scharf	●	●
Pastinake	○	○
Pfifferling	●	○
Pfirsich	○	○
Pflaume	●	○
Porree	○	○
Radieschen	○	○
Reis	○	○
Rhabarber	○	○
Rindfleisch	○	○
Rosenkohl	○	○
Rosine	●	○
Rote Bete	○	○
Rotkohl	○	○

Nahrungsmittel	KP	DE
Rotwein	●	●
Salzwasserfisch (außer Thunfisch)	○	○
Sauerkraut	●	●
Schnaps	●	◐
Schwarzwurzel	○	○
Schweinefleisch	○	○
Sellerieknolle	○	○
Soja / Sojabohne	●	○
Spargel	○	○
Spinat	●	●
Stachelbeere	○	○
Steinpilz	●	○
Süßkartoffel	○	○
Süßwasserfisch	○	○
Thunfisch aus der Dose	●	●
Thunfisch, frisch	●	○
Tomate	●	●
Trauben	○	○
Wassermelone	○	○
Weißkohl*	●	○
Weißwein	●	●
Weizenbier	●	●
Wirsing	○	○
Zitrone	●	○
Zucchini	○	○
Zuckermelone	○	○
Zwiebel	○	○

* Diese Nahrungsmittel könnten auch verträglich sein, hier liegen keine genauen Daten vor.

Tabelle Fruktoseintoleranz, alphabetisch geordnet

○ gut verträglich

◐ manchmal verträglich – individuelle Austestung in Testphase empfohlen

● schlecht verträglich

KP = Karenzphase, DE = Dauerernährung

Nahrungsmittel	KP	DE	Nahrungsmittel	KP	DE
Ananas	●	●	Essiggurke	○	○
Apfel	●	●	Esskastanien (Maroni)	●	◐
Aprikose (Marille)	●	◐	Feige	●	◐
Artischocke	◐	◐	Feige, getrocknet	●	●
Aubergine	●	◐	Feldsalat (Vogerlsalat)	○	○
Avocado	○	○	Fenchel	○	○
Bambussprossen	○	○	Fisch	○	○
Banane	●	◐	frischer Mais, gegart	○	○
Bier	●	◐	Früchtetee	●	◐
Birne	●	●	Granatapfel	●	◐
Blaukraut	○	○	Grapefruit	●	◐
Blumenkohl (Karfiol)	○	○	Grünkohl	○	○
Bohnen grün	○	○	Gurke (Salatgurke)	○	○
Broccoli	◐	◐	Heidelbeere	●	◐
Brombeere	●	◐	Himbeere	●	●
Champignons	○	○	Honig	●	●
Chicorée	○	○	Hühnerfleisch	○	○
Chinakohl	○	○	Johannisbeere	●	●
Cola light	○	○	Kaffee	○	○
Dattel getrocknet	●	●	Kakao Pulver	○	○
Eier (Huhn, Wachtel, …)	○	○	Kaki	●	●
Energydrink mit Zucker	●	●	Kaktusfeige*	●	●
Energydrink ohne Zucker	●	●	Kartoffel	○	○
Erbsen	●	◐	Kichererbse	○	○
Erdbeere	●	◐	Kirsche	●	●
Essig (Balsamico)	●	●	Kiwi	●	◐
Essig (Kräuter- & Apfel-)	○	○	Knoblauch	○	○
			Kohlrabi	○	○

Tab. 7

Verträglichkeit von Nahrungsmitteln bei intestinaler Fruktoseintoleranz, alphabetisch

Mehr Nahrungsmittel und individuelle Filterfunktionen auf www.nmidb.de

Nahrungsmittel	KP	DE
Kokosmilch	○	○
Kürbis (Hokkaido)	○	○
Limabohne	●	○
Limetten	○	○
Litschi	○	○
Löwenzahnblätter	○	○
Mais (Dose)	●	○
Malzbier	●	●
Mandarine	●	○
Mango	●	●
Mangold	○	○
Meerrettich	○	○
Milch und Milchprodukte	○	○
Möhre (Karotte)	○	○
Nudeln	○	○
Okra	○	○
Öle und Fette	○	○
Orange	●	○
Papaya	○	○
Paprika (grün, rot, gelb)	●	○
Pastinake	○	○
Pfifferling	○	○
Pfirsich	●	○
Pflaume	●	●
Porree	●	○
Radieschen	○	○
Reis	○	○
Rhabarber	○	○
Rindfleisch	○	○
Rosenkohl	○	○
Rosine	●	●
Rote Bete	○	○
Rotwein	●	○
Salat (Blattsalate)	○	○
Sauerkraut	●	●

Nahrungsmittel	KP	DE
Schinken (Beinschinken)	○	○
Schnaps	●	○
Schwarzwurzel	○	○
Schweinefleisch	○	○
Sellerieknolle	○	○
Sojabohne	○	○
Spargel	○	○
Spinat	○	○
Sprossen, frisch	○	○
Stachelbeere	●	○
Steinpilz	○	○
Süßkartoffel	○	○
Süßwasserfisch	○	○
Thunfisch, aus der Dose	○	○
Thunfisch, frisch	○	○
Tomate	●	○
Trauben	●	●
Wassermelone	●	●
Weißkohl	●	○
Weißwein	●	○
Weizenbier	●	●
Wirsing	●	○
Zitrone	○	○
Zucchini	○	○
Zuckermelone	○	○
Zwiebel	●	○

* Diese Nahrungsmittel könnten auch verträglich sein, hier liegen keine genauen oder sehr unterschiedliche Daten vor.

Literaturverzeichnis

Arbeitsgemeinschaft der Wissenschaftlichen Medizinischen Fachgesellschaften (2010). Leitlinie der Deutschen Dermatologischen Gesellschaft (DDG): Mastozytose. AWMF online

Burger J. et al. (2007). Absence of the lactase-persistence-associated allele in early Neolithic Europeans. Proceedings of the National Academy of Sciences, 104(10), 3736–3741. doi:10.1073/pnas.0607187104

Dunayer E. K. (2004). Hypoglycemia following canine ingestion of xylitol-containing gum. Veterinary and Human Toxicology, 46(2), 87–8. Retrieved from http://www.ncbi.nlm.nih.gov/pubmed/15080212

Dunayer E. K./Gwaltney-Brant S. M. (2006). Acute hepatic failure and coagulopathy associated with xylitol ingestion in eight dogs. Journal of the American Veterinary Medical Association, 229(7), 1113–7. doi:10.2460/javma.229.7.1113

Gibson P. R./Shepherd S. J. (2010). Evidence-based dietary management of functional gastrointestinal symptoms: The FODMAP approach. Journal of Gastroenterology and Hepatology, 25(2), 252–8. doi:10.1111/j.1440-1746.2009.06149.x

Janket S. J et al. (2003). A prospective study of sugar intake and risk of type 2 diabetes in women. Diabetes Care, 26(4), 1008–15. doi:10.2337/diacare.26.4.1008

Johnson K. (2013). Leaky Gut Syndrome. In F. R. Volkmar (Ed.), Encyclopedia of Autism Spectrum Disorders (pp. 1706–1712)

Kleine-Tebbe J./Herold D. A. (2010). Ungeeignete Testverfahren in der Allergologie. Der Hautarzt, 61(11), 961–966. doi:10.1007/s00105-010-1969-9

Kompetenznetzwerk Mastozytose e. V. (n.d.). Kompetenznetzwerk Mastozytose e.V. Retrieved May 6, 2016, from http://www.mastozytose.net

Mastropaolo G./Rees W. D. (1987). Evaluation of the hydrogen breath test in man: definition and elimination of the early hydrogen peak. Gut, 28(6), 721–5. Retrieved from http://www.pubmedcentral.nih.gov/articlerender.fcgi?artid=1433033&tool=pmcentrez&rendertype=abstract

Michielan A./Incà R. D. (2015). Intestinal Permeability in Inflammatory Bowel Disease: Pathogenesis, Clinical Evaluation, and Therapy of Leaky Gut, 2015

Paracelsus (2014). Das Buch Paragranum/Septem Defensiones. (K.-M. Guth, Ed.). Sammlung Hofenberg. p. 510

Piscitelli C. M./Dunayer E. K./Aumann M. (2010). Xylitol toxicity in dogs. Compendium (Yardley, PA), 32(2), E1–4; quiz E4. Retrieved from http://www.ncbi.nlm.nih.gov/pubmed/20473849

Reese I. et al. (2012). Vorgehen bei Verdacht auf Unverträglichkeit gegenüber oral aufgenommenem Histamin. Allergo Journal, 21(1), 22–28. doi:10.1007/s15007-012-0015-x

Roberts A. et al. (2000). Sucralose metabolism and pharmacokinetics in man. Food and Chemical Toxicology, 38(SUPPL. 2), 31–41. doi:10.1016/S0278-6915(00)00026.0

Rumessen J. J./Gudmand-Høyer E. (1988). Functional bowel disease: malabsorption and abdominal distress after ingestion of fructose, sorbitol, and fructose-sorbitol mixtures. Gastroenterology, 95(3), 694–700

Schäfer C. et al. (2010). Fruktosemalabsorption Stellungnahme der AG Nahrungsmittelallergie in der Deutschen Gesellschaft für Allergologie und klinische Immunologie (DGAKI), (September 2009), 66–69. Retrieved from http://dgaki.de/wp-content/uploads/2010/05/StellungnahmeFruktosemalabsorption2010.pdf

Schuttert J. B. et al. (2002). Sorbitol transport in rat renal inner medullary interstitial cells. Kidney International, 61(4), 1407–1415. doi:10.1046/j.1523-1755.2002.00285.x

Shepherd S. J./Gibson P. R. (2006). Fructose malabsorption and symptoms of irritable bowel syndrome: guidelines for effective dietary management. Journal of the American Dietetic Association, 106(10), 1631–9. doi:10.1016/j.jada.2006.07.010

Simrén M./Stotzer P.-O. (2006). Use and abuse of hydrogen breath tests. Gut, 55(3), 297–303. doi:10.1136/gut.2005.075127

Stapel S. O. et al. (2008). Testing for IgG4 against foods is not recommended as a diagnostic tool: EAACI Task Force Report. Allergy: European Journal of Allergy and Clinical Immunology, 63(7), 793–796. doi:10.1111/j.1398-9995.2008.01705.x

Triantafyllou K./Pimentel M. (2015). Small Intestinal Bacterial Overgrowth. In Functional and Motility Disorders of the Gastrointestinal Tract (Vol. 8, pp. 125–136). New York, NY: Springer New York. doi:10.1007/978-1-4939-1498-2_11

Verordnung über einige zur menschlichen Ernährung bestimmte Zuckerarten (Zuckerartenverordnung). (2006). Bundesministerium der Justiz und für Verbraucherschutz. Retrieved from http://www.gesetze-im-internet.de/bundesrecht/zuckartv_2003/gesamt.pdf

Vuorisalo T. et al. (2012). High Lactose Tolerance in North Europeans: A Result of Migration, Not In Situ Milk Consumption. Perspectives in Biology and Medicine, 55(2), 163–174. doi:10.1353/pbm.2012.0016

Yang J.-F. et al. (2015). Four-sample lactose hydrogen breath test for diagnosis of lactose malabsorption in irritable bowel syndrome patients with diarrhea. World Journal of Gastroenterology, 21(24), 7563. doi:10.3748/wjg.v21.i24.7563

Webseiten

http://www.nhs.uk/conditions/leaky-gut-syndrome/ – abgerufen am 26. 06. 2016

http://www.vitamine-lexikon.de/vitamin-d-cholecalciferol.shtml – abgerufen am 06. 01. 2016

www.nmidb.de